ZHONGSHUO XIZHENG LU
DAI ENLAI ZHONG-XI HUITONG LINZHENG SILU JUYU

戴恩来 / 主编

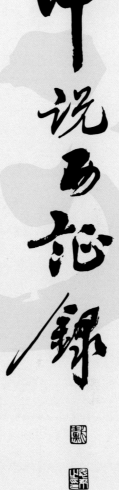

中说西论录

——戴恩来中西会通临证思路举隅

甘肃科学技术出版社

甘肃·兰州

图书在版编目（CIP）数据

中说西证录：戴恩来中西会通临证思路举隅 / 戴恩来主编. -- 兰州：甘肃科学技术出版社，2025.6.
ISBN 978-7-5424-3322-0

Ⅰ．R45

中国国家版本馆CIP数据核字第2025HL8897号

中说西证录——戴恩来中西会通临证思路举隅

戴恩来　主编

封面题字	戴恩来
责任编辑	陈学祥
封面设计	麦朵设计

出　版　甘肃科学技术出版社
社　址　兰州市城关区曹家巷1号　　730030
电　话　0931-2131572（编辑部）　　0931-8773237（发行部）

发　行　甘肃科学技术出版社　　印　刷　兰州银声印务有限公司
开　本　880毫米×1230毫米　1/32　印　张　10.625　插页　2　字数　190千
版　次　2025年6月第1版
印　次　2025年6月第1次印刷
印　数　1~2300
书　号　ISBN 978-7-5424-3322-0　定　价　68.00元

编　委　会

前　言

中西医结合的前提是中西医会通。这一认识，医家们在西方医学传入中国之后就已萌发了。譬如，在明代医学家方以智的《医学会通》《物理小识》等著作中，就曾记录了他从西方解剖学的角度阐识中医脉学的尝试。虽然以当时的解剖学水平还不能完全阐释脉学的奥妙，但这种研究的目标定位，确属划时代之举。

至清末，唐容川氏又明确提出了"中说西证"的学术主张，怎奈现代医学的水平还不足以彻底阐明中医学概念、理论的科学性，所以又让时光的车轮将这一科学问题拖到了中华人民共和国成立之后。

1958年之后，随着一期期"西医离职学习中医班"（简称"西中班"）的举办，一大批有志于弘扬中医药事业的西医（药）人员学成而复归教学、科研、临床一线，"中说西证"事业的春天来到了。诺贝尔生理学或医学奖获得者屠呦呦及其团队受晋代葛洪《肘后备急方·寒热诸疟方第十六》"青蒿一握，以水二升渍，绞取汁，尽服之"的启发而发现青蒿素，为无数疟疾患者带来福音，其成果可谓系"中说西证"（中药西证）之典范；陈可冀院士对血瘀证"内结""离经之血""久病入络""污秽之血"内涵的阐发，从血液浓、黏、凝、聚以至于血栓形成，微循环障碍，代谢产物堆积，斑痕，结节，纤维化，病理性增生等病理改变及活血化瘀药的作用机制得以验证，充分诠释了血瘀证的客观存在，为慢性病过程中血瘀的普遍存在和活血化瘀药的应用提供了依据。沈自尹院士从"下丘脑-垂体-肾上腺"内分泌轴验证肾阳虚的物质存在，并论证了随着年龄的增长而出现的肾虚证与西医之衰老所共有的生物钟"下丘脑"，可视为抗衰老必从肾论治的可靠证明。吴咸中院士领衔用"攻里通下"法治疗急腹症，基本可以替代手术，同时揭示了"攻里通下"法能保护肠屏障的作用机制。

现代医学科学技术的发展日新月异，从生化到细胞，从分子到基因，中医学中的阴阳学说、经络实质、藏象本质、证候基础等等问题均得到部分阐明。可以说，"中说西证"的探索取得了丰硕的成果。而在此基础之上所催生的中西会通之花，已在医苑绽开怒放，到采卉撷英的时候了。因此，笔者不揣浅陋，冒昧将以往在教学、临证时所集数十条中医药经典论句，寻其出处本源，确立"中说西证"关键，深挖中医内涵，列举现代临床与实验研究证据，从而架起中西医（药）会通的桥梁。理论认识终归是要落地于临床，在"中西会通临证思路"这个点上，笔者力求简明扼要地点出本条理论在临床辨证用药的指导意义，让读者有所心悟。

五六年前，笔者每于研究生组会时遂将条文的"中说西证"关键问题和现代研究的文献综述方略分条缕析，然后分配给研究生们起草成文，汇集之后却因故束之高阁，至今博士生张杰、吴颢、李赟副教授有意于重新修订文稿而付梓行，遂成此册。若真能有益于读者，则诸君亦不悔于集腋成裘、细心求证之苦。现代医学科学的飞速发展，必将带来对中医学的全面而深入的解读，此书之成，就权作引玉之砖吧！

戴恩来

2025 年 3 月于仰圣斋

目　录

第 一 录

阴阳者，天地之道也，万物之纲纪，变化之
父母，生杀之本始，神明之府也。

【原文释义】

"阴阳者，天地之道也，万物之纲纪，变化之父母，
生杀之本始，神明之府也。"出自《素问·阴阳应象大论篇》。
指出阴阳是宇宙间的一般规律，是一切事物的纲纪，万
物变化的起源，生长毁灭的根本，蕴含深刻道理在乎其中。

【中说西证】

阴阳学说的本质内涵。

【中医内涵】

一、阴阳学说的起源

阴阳概念起源于上古，是人们仰观天象、俯察地理
直观经验的总结，《易经》就是对这一总结的系统化和理
论化。到西周末年，阴阳二字已明确提出。周文王弟弟
虢叔的后代虢文公，当时就开始以阴阳二气解释自然现

象，他说："阳气俱增，土膏其动"；"阴阳分布，震雷出滞"（见《国语·周语上》）。虢文公认为土地解冻是阳气上升，春雷震动是由于阴阳二气处于"分布"的状态。周幽王太使伯阳父，以阴阳二气解释地震，认为"阳伏而不能出，阴迫而不能蒸，于是有地震"（见《国语·周语上》）。这里的"阴阳"属天文学概念，指出地震是由于阴气压迫阳气所致。春秋时期越国大夫范蠡在《越语·越兴师伐吴而弗于战》中说："阳至而阴，阴至而阳"，"后则用阴，先则用阳"，将阴阳观念用于兵法，这也是自西周以来对阴阳观念的发展和总结。到了战国时期，道家创始人老子进一步发展了春秋时期阴阳说，以阴阳为哲学范畴，解释天地万物的性质，提出"万物负阴而抱阳，冲气以为和"。战国中后期，齐国稷下学者邹衍，以阴阳观念为核心，创立了阴阳五行学派，"深变五行消息，而作怪迂之变"（司马迁语）。

　　以上说明阴阳说的演变，曾经历了相当长的过程，然而将"阴阳"思想更加系统化、理论化，并推向空前水平的则是《易传》和《黄帝内经》。《易传》中第一次将"—"读作阳爻，"--"读作阴爻，并明确提出了"阴阳"为《易经》之道。《易传》和《易经》既有联系又有区别，传是对经的解释，是对经作的高度哲学概括。所以说《易经》是我国的第一部哲学著作。《黄帝内经》中阴阳理论的运用极为纯熟。《黄帝内经》把阴阳作为自然界的基本规律，称阴阳为"天地之道""万物之根本"。用阴阳理论来说明人体的组织结构，解释人体的各种生理功能和病理现象，以阴阳失调作为人体疾病的基本病机，以调整阴阳作为治疗疾病的基本原则，以阴升阳降（《易经》里是阳升阴降）作为阴阳交感的基本规律，以"有名无形"作为认识阴阳的基本准则。如《素问·金匮真言论篇》云："平旦至日中，天之阳，阳中之阳也；日中至黄昏，天之阳，阳中之阴也；合夜至鸡鸣，天之阴，阴中之阴也；鸡鸣至平旦，天之阴，阴中之阳也。故人亦应之。夫言人之阴阳，则外为阳，内为阴。言人身之阴阳，则背为阳，腹为阴。言人身之藏府中阴阳，则藏者为阴，府者为阳，肝、心、脾、肺、肾五藏皆为阴，胆、胃、大肠、小肠、膀胱、三焦六府皆为阳。"明确描绘了由天之阴阳转化为人之阴阳，天人之间具有同构的相通性，即天地大阴阳，人体小阴阳。

二、阴阳学说的概念及基本内容

阴阳是中国古代哲学对自然界相互关联的某些事物或现象对立双方属性的概括，它是抽象的概念而不是具体的事物，既可代表相对立的两个事物，又可代表同一事物内部所存在的相互对立的两个方面，如白昼与黑夜、晴天与阴天、日与月、水与火等。如《灵枢·阴阳系日月》

篇曰："且夫阴阳者，有名而无形，故数之可十，离之可百，散之可千，推之可万，此之谓也。"《局方发挥》有："阴阳二字因以对待而变，所指无定在。"《类经·阴阳类》曰："所谓阴阳者，一分为二也。"阴阳学说是研究阴阳的内涵及其运动变化规律，并用以阐释宇宙间万事万物的发生、发展和变化的一种古代哲学理论。阴阳学说认为：世界是物质性的整体，世界本身是阴阳二气对立统一的结果。阴阳二气的相互作用，促成了事物的发生并推动着事物的发展和变化。如《素问·阴阳应象大论篇》说："阴阳者，天地之道也，万物之纲纪，变化之父母，生杀之本始，神明之府也。"

阴阳学说的基本内容包括阴阳对立制约、阴阳互根互用、阴阳交感与互藏、阴阳消长、阴阳转化和阴阳自和与平衡几个方面。阴阳对立制约是指属性相反的阴阳双方在一个统一体中的相互斗争、相互制约和相互排斥。阴阳互根是指一切事物或现象中相互对立着的阴阳两个方面，具有相互依存、互为根本的关系。阴阳互用是指阴阳双方具有相互资生、促进和助长的关系。阴阳交感是指阴阳二气在运动中相互感应而交合，亦即相互发生作用。阴阳互藏是指相互对立的阴阳双方中的任何一方都包含着另一方，即阴中有阳、阳中有阴。阴阳消长是指对立互根的阴阳双方不是一成不变的，而是处于不断地增长和消减的变化之中。阴阳转化指事物的总体属性在一定条件下可以向其相反的方向转化，即属阳的事物可以转化为属阴的事物，属阴的事物可以转化为属阳的事物。阴阳自和是指阴阳双方自动维持和自动恢复其协调平衡状态的能力和趋势。阴阳平衡是指阴阳双方在相互斗争、相互作用中处于大体均势的状态，即阴阳协调和相对稳定状态。阴阳双方虽然不断地处在相互斗争、相互排斥、相互作用的运动之中，彼此之间随时发生着消长和转化，但阴阳双方仍然维持着相对稳定的结构关系。

任何事物内部存在着阴阳两个方面，也就是事物内部的矛盾性，但阴阳与矛盾的内涵并非完全相同。矛盾只说明事物内部存在着相互对立又相互依存的两个方面，并不规定两个方面的属性。阴阳则不然，它规定了事物内部相互对立、相互依存两个方面的属性，即"阴静阳躁"（《素问·阴阳应象大论篇》）。凡是活动的、上升的、温热的、亢进的皆属于阳，反之则为阴。

【现代研究】

一、DNA 双螺旋结构与阴阳学说

人体遗传特征取决于脱氧核糖核酸（DNA）链中特定的核苷酸的排列顺序，经过 RNA 的转录、译码和 DNA 的复制，便能把亲代的特征传给子代。采用太极阴阳符

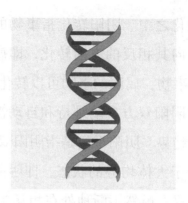

图1　DNA 双螺旋结构

号系统代表人体遗传基因系统，则太极所生两仪恰可代表两种核酸：阳爻"—"代表 DNA，阴爻"--"代表 RNA。如此就建立了太极哲学符号体系与生物遗传科学中的基因体系两者的对应同构关系[1]。

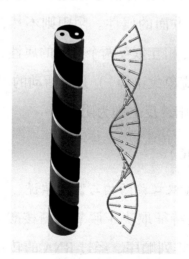

DNA 双螺旋　　太极核酸体
图2　太极阴阳图与 DNA 遗传物质的对应同构关系

二、基因、蛋白质与阴阳学说

DNA 是生物的遗传物质，含有生物体发挥生理功能必需的全部遗传信息。每个 DNA 含有脱氧核糖、磷酸和碱基。碱基有四种，即腺嘌呤（adenine，A）、胸腺嘧啶（thymine，T）、鸟嘌呤（guanine，G）、胞嘧啶（cytosine，C）。A、T、G、C 四种碱基对是以中心法则相配对的，一侧碱基的排列顺序一旦确定，则另一侧的碱基顺序也就自然确定下来了；如果 A、G 属阳，则 T、C 属阴，总是以阴阳结合的方式出现，反之亦然 [2]。DNA 的复制过程，如"阴阳者，一分为二也"，以至无穷。如果 DNA 结构中的"阴"和"阳"失调，或 DNA 复制过程中的"阴"和"阳"组合失调，是使生物物种变异和遗传性疾病或其他疾病发生的主要原因。

另外调控基因与结构基因保持着对立统一的协调关系，使基因在复制、转录、翻译等蛋白质合成过程中发挥正常作用。其中，结构基因属阴，调控基因属阳。在一个结构基因中，启动因子在转录中起激活作用，属阳；终止因子在转录过程中起终止作用，属阴。启动因子与终止因子，一阴一阳，一动一静，相反相成，保持基因转录的节制与平衡。

染色体由 DNA 和蛋白质构成，存在于细胞核内。人类体细胞的细胞核上有 23 对染色体；基因是 DNA 上具有遗传效应的片段，一个 DNA 上有 3 万多个基因。一条染色体上有许多基因，基因在染色体上呈直线排列。每一条染色体上只有一个 DNA 分子，染色体是 DNA 分子的主要载体，且成对存在。

三、环核苷酸与阴阳学说

1973 年，美国生物学家 Goldberg 根据环磷腺苷（cAMP）、环磷鸟苷（cGMP）这一对环核苷酸对细胞功能的相互对抗、相互制约，保持一定比例关系和相对平衡作用，提出了"阴阳学说与 cAMP 和 cGMP 双向调节关系的假说"，认为这就是中医学阴阳学说的物质基础，并认为在一般情况下，cAMP 升高为阳，而在特殊情况下，则以 cGMP 升高为阳。Ellott 于 1975 年更直接提出 cGMP 即阴，cAMP 即阳 [3]。

Gerald Weissman[4] 通过实验，提出了生物体"介质释放的阴阳学说"，认为 cAMP 能使溶酶体酶、组胺慢性反应过敏物质、SRS-A 淋巴激活素的分泌减少；cGMP 能使溶酶体酶、组胺慢性反应过敏物质、SRS-A 淋巴激活素的分泌增多。也就是说环核苷酸具有双向调节作用。用环核苷酸的这种双向调节系统来阐释阴阳学说仍然是一种假说，这种假说可以用 cAMP 和 cGMP 来阐释阴阳的对立制约、互根互用、消长平衡和相互转化的理论。

国内学者对一组虚证患者（包括内分泌功能减退疾病和非内分泌疾病）进行了血浆环核苷酸的测定，初步观察到阳虚患者的 cAMP 值低于正常值，cGMP 值高于正常值，cAMP/cGMP 比值较正常值低。而在阴虚的甲状腺功能亢进患者中，则发现 cAMP 值增高而 cGMP 降低，cAMP/cGMP 比值升高。另有学者在研究中观察到各种疾病的共同规律是：阴虚时主要是 cAMP 含量升高，不一定伴有 cAMP/cGMP 比值升高，阳虚时主要是 cAMP/cGMP 比值降低[5]。

四、细胞膜与阴阳学说

细胞膜是生物膜，由于通透性的不同，膜内外所带的电荷恰好相反，一般膜外带正电，膜内带负电，二者既对立又互根。外为阳，内为阴，与阴阳相似。不仅如此，阴阳之中还有阴阳，如神经细胞，膜外带正电，膜内带负电，但是其中属阴的突触小泡则膜外带负电，即为阴中之阴[6]。

五、银河系与太极图

宇宙万象都是基于"相对"的，从无到有是相对，膨

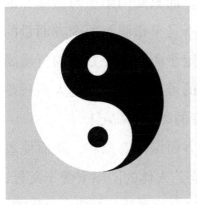 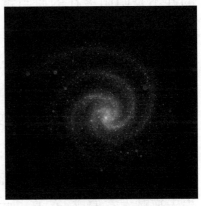

图 3　太极图　　　　　图 4　银河系星象图

胀收缩是相对，黑洞白洞也是相对。从银河系中间的大圆横截面剖开来看，整个银河系就是一个太极，白洞与黑洞是阴阳鱼眼，中心螺旋场是太极中心动力源。

总之，小到 DNA 分子、结构、细胞膜，大到宇宙、银河系，阴阳的对立统一法则无处不在，甚至都呈现出"阴阳鱼"的基本架构。

【中西会通临证思路】

1. 为了较为直观地理解阴阳对立以及阴中有阳、阳中有阴的概念，人们创造性地绘制了"阴阳图"即"阴阳鱼图"。黑白两鱼即示对立，两鱼眼说明阴阳互含。但世间万象以及生命活动中的阴阳成分，绝对不可能是以这种平面的黑白分明的形式存在，而永远是立体式的、多维的甚至是"水乳交融"的状态。再者，人们所看到的并不是阴阳潜在的质与量，而只是阴阳质与量调和的外在征象而已。阴平阳秘并不是单指阴阳两个方面量的绝对相等，很多情况下则决定于阴阳两个方面的特质属性，有的须平分秋色，而有的可二八分成，这大概就是临证时须举一反三、知常达变的奥妙所在吧！

2. 事物内部的阴阳两个方面保持着调和，从而使事物的性质获得相对的稳定状态。人体的阴阳秉受于父母，先天禀赋本有偏盛、偏衰，加之自然和社会对阴阳之影响，人体阴阳的消长就更复杂了，甚至小至昼夜时辰，大到四季更替，机体的阴阳比例也在不断地变化。正因为如此，生活中的平常人才有可能存在生理差异及性状之偏，即使是同一个人其性情亦常因时因地而异。这种生理状态虽存在阴阳偏盛、偏衰，但依旧属于"调和"的范畴。可见"调和"比"平衡"更具有弹性空间，也就是说调和还包括了一定限度的"不平衡"。从"平衡"到"不平衡"，只要不至于"倒塌"，或者说在机体能承受的范围之内者，都属于"调和"。难怪社会上有人厌热，有人怕凉，有人凉热皆不适，有人凉热都能行；有人孤僻，有人合群，有人冷淡，有人热情，有人不温不火，但自己及他人都暂且可以承受。很显然，如果离平衡点越远，则离"倒塌"越近，而出现病理反应；一旦有"不平衡"现象出现甚至有"倒塌"迹象者，便是所谓的"亚健康"状态。而所谓养生者，则是根据自身阴阳的偏盛、偏衰状况而选择使阴阳保持调和乃至归于平衡的修炼方法。如此理解和诠释阴阳调和的涵义，会让我们把健康、亚健康、疾病及养生联系在一起。

3. 始学中医，认为辨证并非难事，但及至临床日久，才觉要精确辨证真非易事，而最难者，莫非辨"阴阳"，始知"治病并求于阴阳之本"的真谛所在。如今人们的生活、工作环境发生了前所未有的改变，工业污染，农药残留，抗生素超标，加之人们好逸恶劳、贪图享受，极易使机体阴阳失于调和，且临床表现错综复杂，阴阳属性真假难辨。患者自觉畏寒怕冷，却手足心热难耐，又见舌质红、苔黄腻，脉象却是沉细无力，此阴证耶？阳证耶？让人莫衷一是。究其原因，盖与人们所接触毒邪的属性有关。抗生素多性寒易损阳气；激素催生则性热，常常有助火之虞；农药中之重金属则损伤肾小管而致"浓缩-稀释"功能失常而表现为夜尿增多，中医学则称之为"肾失开阖"；装饰材料中的甲醛等毒素可致血液病，足见其有伤血之弊，加之今人常常"以酒（包括各种饮料）为浆，以妄为常，卧以入房，欲竭其精（荒淫无度）"（《素问·上古天真论篇》），都是伤精耗气之举。因此，不同阴阳状态的人们受到环境、作息、饮食中不同属性的有害因素侵袭，所形成的阴阳失和状态是千姿百态的，有时表现明显的却往往是假象，"貌似阴虚的阳虚证"和"貌似阳虚的阴虚证"在临床上屡见不鲜，如何在这纷扰的临床表现中拨云见日、去伪存真？笔者拙见，一是要积累临床经验，多见定能识；二是要以舌象、脉象为主；三是深入了解患者的寒热好恶；四是从患者的生活习性中寻找易感因素。其实，人们生活中损阳耗阴的因素时刻存在，而临床征象中又多见到既有阳虚又有阴亏的症状和体征，去除一部分真假阴阳虚损证之外，则大部分患者都是属于阴阳俱损的范畴，用平补阴阳之法亦常能奏效。

另外，在临床上阴阳难辨的状况还存在于已接受过激素细胞毒药物治疗的患者。虽然患者表现为汗多、怕热、满脸疖肿、舌红、苔黄腻、脉滑数等一派热象，但用清热、解毒之品无效，最后用温阳法治愈，足见长期用"虎狼"之化疗药确能导致机体阴阳之机的紊乱，而且还会假象丛生。

参考文献

[1] 焦蔚芳. 太极图与 DNA[J]. 世界科学，1997（11）：24-27.

[2] 窦国祥. 阴阳学说与 DNA 的复制 [J]. 铁道医学,1994(04)：240.

[3] 张学毅，马红星，田朝晖. 从分子生物学角度论中医阴阳学说的本质 [J]. 新中医，2013，45（03）：176-178.

[4] 印会河，童瑶. 中医基础理论 [M]. 北京：人民卫生出版社，2006.

[5] 刘慧芬，魏会平. 分子生物学与中医现代化 [J]. 张家口医学院学报，2003（04）：66-67.

[6] 倪祖梅. 对分子生物学与中医理论研究的浅见 [J]. 中医杂志，1981（02）：67-69.

（刘灿初稿，吴颢修订）

第 二 录

亢则害，承乃制，制则生化，外列盛衰，害则败乱，生化大病。

【原文释义】

"亢害承制"首载于《素问·六微旨大论篇》，即："相火之下，水气承之；水位之下，土气承之；土位之下，风气承之；风位之下，金气承之；金位之下，火气承之；君火之下，阴精承之。帝曰：何也？岐伯曰：亢则害，承乃制，制则生化，外列盛衰，害则败乱，生化大病。"自然界在正常情况下，处于阴阳五行的动态平衡之中，人体亦是如此。然而阴阳对立消长，一方偏盛必然导致另一方偏衰，反映在五行上则表现为"气有余则制己所胜而侮所不胜"，即所谓"亢则害"。但是由于自稳效应，机体应对一定程度内的过亢可及时作出自我调节，如"相火之下，水气承之"等，以克服失衡状态，即"承乃制"。"承"即是机体的自我调节。"亢害承制"属于运气学说中的五行生克机制，是六气变化过程中所表现出的一种内在调节机制[1]。

【中说西证】

"亢害承制"的科学内涵。

【中医内涵】

亢害承制是五运六气学说的重要组成部分，同时是中医学重要的治疗观。刘完素指出："不明标本，但随兼化之虚妄为治，反助其病而害于生命多矣。"（见《素问病机气宜保命集·病机论》）诊断疾病应正确把握疾病病理本质。王履认为"且夫人之气也，固亦有亢而自制者，苟亢而不能自制，则汤液、针石、导引之法以为之助"（见《医经溯洄集·亢则害承乃制论》），运用医疗手段进行干预，使机体得到"自制"。明代医家虞抟在《医学正传·医学或问》中所言"制者，制其气之太过也。……此五行胜复之理，不期然而然者矣"，提出了一元、六元说以及子来救母的观点。李中梓提出"虚则补其母"，在《删补颐生微论·化源论第十二》中指出："脾土虚者，必温燥以益火之源；……此治虚之本也。""亢害承制"从揭示自然的调节机制发展至对人体生理病理的阐释，对后世医家诊断疾病、纠其盛衰、遣方用药具有重要的指导意义。

王冰在《重广补注黄帝内经素问》中用自然象态说明六气的亢害承制现象："热盛水承，条蔓柔弱，凑润衍溢，水象可见"，"寒甚物坚，水冰流涸，土象斯见，承下明矣"，"热盛而见水象，寒盛而见土象"等一系列物象、气象特点。朱丹溪在《丹溪心法》中亦有形象描述："少阳所至为火生，终为蒸溽，太阳所至为寒雪、冰雹、白埃，以至太阴所至为雷霆骤注、烈风。厥阴所至为风生，终为肃。阳明所至为散落，温。少阴所至为热生，中为寒。"上述现象是亢害承制的自然呈现，这种承制关系也是大自然得以维持生态平衡的基础。《素问·保命全形论篇》有云"人以天地之气生，四时之法成"，"天地合气，命之曰人"，从人的生理现象而言，五脏系统也存在亢害承制的自我调节。人们在悲伤时痛哭流涕，高兴时则喜笑颜开，涕为肺液，笑为心声，破涕为笑因心火承制肺金，防止悲伤太过损伤肺气。

刘完素运用运气亢害承制理论分析六气为病之病机，强调辨证须鉴别病象之标本真假。六气过亢"皆所谓过极则反兼有鬼贼之化，制其甚也"。"鬼贼"即与病机表现相反的症状，如"木极似金，金极似火，火极似水，水极似土，土极似木"，"谓己亢过极，反似胜己之化也"均为一气亢害过极的病象。如真寒假热，真热假寒，木气亢极见燥金之化等等。他在《素问玄机原病式·风类》云："诸暴强直，支痛缓戾，里急筋缩，皆属于风"，"筋缩里急，乖戾失常而病也。然燥金主于紧敛短缩劲切，风木为病，反见燥金之化，由亢则害，承乃制也，……故诸风甚者，皆兼于燥。"提出厥阴风木过亢可见肺金燥的征象。

【现代研究】

从系统论的角度看。作为整体存在的系统，其各组成部分之间充满了各种联系。在一个系统中，各要素相互承接、相互制约，使系统达到一个相对动态平衡，并在平衡中稳定地向前发展；若这种平衡被打破，系统内各要素又通过相互作用达到一个新的平衡；当平衡无法实现时，系统也将不复存在。系统要存在并且不断发展，必须保持其内部的相对稳定，以适应不断变化的外部环境。若某一部分偏胜，就会恃强凌弱，亢而为害，破坏系统的稳定，威胁到系统的整体。系统制其偏胜，使系统内部实现新的稳定，这种调节机制就是"亢害承制"。

从控制论的角度看。"亢害承制"是一种典型的负反馈控制[2]。现代研究将"亢害承制"学说中有关内容与现代遗传学的认识结合起来，多基因遗传中基因的"多效性"使基因之间可以相互调控，这种作用与"亢害承制"中"六气"之间的相互制约作用类似。在生物进化过程中随着优势基因的不断累积，会使一小部分群体携带的都是有效的优势基因，进而这个群体以及其后代表现某种性状的强度越来越大，当优势基因累积到一定程度，基因调控就会发生作用，来抑制这些"优势基因"的无限累积。用中医"亢害承制"理论解释基因调控作用，当优势基因累积到一定程度，就会有调控基因对其进行"牵制"，使优势基因不至于无限累积。一旦失去这种调控作用，人类的遗传系统平衡也会被打破而终止进化。只有系统之间相互"制约"，才能使"过亢"基因得到抑制，亦即"亢则害，承乃制，制则生化"。

一、生理表现

"亢害承制"在机体的生理表现：机体维持平衡的状态，例如体温的上升与下降作用构成了一对阴阳关系。当升温作用达到一定程度，体温超出人体正常水平，即阳将亢而为害之时，降温作用就启动，通过出汗、减少运动等方式使体温恢复正常；当降温作用达到一定程度，体温低于人体正常水平，即阴将亢而为害之时，升温作用就启动，通过关闭汗孔、战栗等方式使体温恢复正常。水液的蓄积与排泄与此相似，当水液蓄积到一定程度超出人体正常水平时，排泄作用就启动，人的渴感减弱、饮水减少、尿液稀释、尿量增加，从而使水液的量恢复正常；当水液排泄到一定程度，低于人体正常水平时，饮水增多、尿液浓缩、尿量减少，从而使水液的量恢复正常。又如生理状态下，血糖升高，刺激胰岛β细胞增加胰岛素分泌，使血糖保持正常范围，从而维持胰岛β细胞正常的增殖、分化周期及表型。正常的胰岛β细胞可以合成和分泌胰岛素，制约血糖的升高。如此形成亢而自制免其害的良性循环。

二、病理机制

现代对"亢害承制"病理机制的认识，如血糖升高，胰岛素分泌失代偿，血糖仍然维持较高水平，产生糖脂毒性，损害胰岛β细胞，发生凋亡、去分化、转分化及增殖抑制，最终导致胰岛β细胞质和量的下降，合成和分泌胰岛素功能减退，从而使高血糖持续，糖脂毒性加深，胰岛β细胞损伤进一步加重，如此形成亢而失制受其害的恶性循环。此时需要借助外界干预，如胰岛素、降糖药物，体内外合力使高血糖恢复正常或合适范围，减轻甚至解除糖脂毒性，改善胰岛β细胞生存状态及分泌功能。

【中西会通临证思路】

祖国医学中的藏象学说，是通过观察人体外部征象来研究内脏活动规律及其相互联系的理论体系。它是古人从整体观念出发，对五脏功能结构的高度概括，它不但是一门独特的生理学（有人称它为"行为生理学"），而且还是病理学和诊断学的理论基础和"辨证论治的核心"，蕴藏着丰富的一整套控制论概念和原理，完整地体现了"亢害承制"的思想。

一、藏象学说中"以象知脏"的认识方法与控制论的"黑箱"理论

藏象学说是研究内脏功能及其相互联系规律的科学，但它所用的方法，不是从内脏的细微结构去认识其功用，而是把内脏系统作为一个不可分割的整体，从其表象测知其内脏的功能活动。唐人王冰在解释"藏象"一词时说："象，所见于外，可阅者也。"明人张介宾也说："象，形象也，藏居于内，形见于外，故曰藏象。"元人朱丹溪则更明确地指出："欲知其内，当以观乎外；诊于外者，斯以知其内。盖有诸内，必形诸外。"可见，"藏象"一词，深刻反映了藏象学说在研究内脏功能时所用的方法。也说明这一独特的认识方法是以"有诸内，必形诸外"的哲理为启迪，经过无数的实践活动而得来的。

"黑箱"理论是控制论中用以认识、观察、改造客观事物的方法。即对于一切给定的具有信息变换的事物，它的内部功能、结构是未知的，通过对输入和输出信息的比较，运用"推导联系"，揭示隐藏在信息变量背后的新变量。可以看出，藏象学说中"以表知里"的认识方法，蕴有朴素的、自发的"黑箱"原理，它正是把人体内脏作为一个不能打开的"黑箱"，依靠四诊直接取得的"象"的变量，用其独特推导联系理论工具，来描述、模拟"脏"的功能结构的。在这一过程中，信息的传递是通过经络

实现的。故经络学说是藏象中重要理论之一。

二、藏象学说中内脏一体与反馈原理

反馈，又称回授，是指把系统输送出去的信息作用于被控制对象后产生的结果（真实信息）再输送回来，并对信息的再输出发生影响的过程。反馈的结果，如果有利于加强输入信息的称为正反馈，反之称为负反馈。控制系统与被控制系统之间可以相互利用，构成闭合回路。藏象学说中不但内脏与外界环境这一控制系统体现了这一原理，五脏之间的生克制化关系也体现了这一原理。人体五脏就是五个大系统，每一个系统既是信息源，又是信息接收者，即它们既是控制系统，又是被控制对象。每个系统可同时发出或接受相生相克两种矛盾的控制信息，相生就是指这一系统对另一系统具有促进、助长和资生作用；相克，是指这一系统对另一系统的功能活动具有抑制和制约作用，生克两者是不可分割的。生克过程共同存在，交互进行，才能维持整个"闭合回路"的平衡协调。如果整体系统中的某子系统（如脾系统）发生较小的偏移时，整体系统中的相关部位（如心、肝子系统）可以通过对它的相生相克作用，帮助它恢复平衡。若生很大偏移，与之相关的部位一时不能使它恢复平衡，则会引起其他子系统偏移，甚至导致所有子系统的不断运动，直到平衡恢复。

这一理论给予我们这样一个启示：藏象学说所反映的内脏相互联系、相互制约之理论，用控制论来看，人体是一个超常的自控系统，是以心（包括脑）为控制中枢，以真气为生命活动的信息，以经络为信息出入的通路，通过反馈联系，实现稳态和动态运动变化的整体系统。实践证明，人体可以通过意识锻炼（如气功）来自我控制，使内脏系统功能更加协调。

参考文献

[1] 金露露，杨柱，罗莉，等. 浅议"亢害承制"理论对临床的指导意义 [J]. 中医学报，2016，31（5）：208.

[2] 邵雷，烟建华."亢害承制"学说之我见 [J]. 中医杂志，2006（11）：9-11.

（蒲晓薇初稿，吴颢修订）

第 三 录

不得卧而息有音者，是阳明之逆也……阳明者，胃脉也……阳明逆不得从其道，故不得卧也。

【原文释义】

"不得卧而息有音者，是阳明之逆也……阳明者，胃脉也……阳明逆不得从其道，故不得卧也。"出自《素问·逆调论篇》。后世将其概括为"胃不和则卧不安"。"不得卧"即"不寐"，古代文献常有"不得眠""不得睡""卧不安""目不瞑"等记载。轻则表现入睡难，或易醒，或醒后再寐难，或眠浅梦多等症状，重则彻夜不眠，影响日间作息。失眠是当今社会较为普遍又易被忽视的疾病，其发病率仍逐年增长，为神经内科的常见病、多发病之一。"胃不和则卧不安"是中医对失眠发病机制和治则最早的阐述，为后世失眠的辨证论治打下了基础。

【中说西证】

胃不和则卧不安与胃肠功能紊乱。

【中医内涵】

中医认为不寐的发生主要是因为"阳不入阴，阴阳失交"，而阴阳交通往往依赖于脾胃气机升降，故"胃和"是"卧安"的先决条件，此处之"胃"包括阳明经胃、太阴经脾及小肠等。中医理论中经络、五行、营卫气血、脑胃相通均可体现"胃"和不寐之间的联系。

一、经络

根据经络循行来看，"胃"所包含的脾、胃、小肠，均与心相联系，正如《灵枢·经脉》所载："脾足太阴之脉……其支者，复从胃别，上膈，注心中"，"胃足阳明之正……上通于心"，"是主脾所生病者……烦心，心下急痛……不能卧"，"小肠手太阳之脉……络心"。手足阳明经是卫气由阳经入阴经前必须通过的"关卡"，若二经经气不利，则直接影响卫气的正常运行，导致失眠。

二、五行

胃与脾互为表里，均属土；心属火，火生土，火为土之母，故心为脾之母，脾为心之子，子母相及，脾病可累及于心。从解剖来看，两者仅有一膜之隔，常相互影响。若中焦气机不利，则心脉不通，神无所归则失眠。

三、营卫气血

《灵枢·营卫生会》云："营卫之行，不失其常，故昼精而夜瞑。"营卫相合，共同充养精神，则睡眠安稳。脾胃为营卫化生之源，人之水谷经脾胃的腐熟运化功能化为精微物质，清者为营，行于脉中，浊者为卫，行于脉外，二者异名同源，内外相贯，遍布周身。不仅如此，脾胃乃是气血生化之源，其盛衰与睡眠有直接的关系。如《难经·四十六难》曰："老人卧而不寐，何也……老人血气衰……故昼日不能精，夜不得寐也。"

（四）脑胃相通

《灵枢·动输说》云："胃气上注于肺，其悍气上冲头者，循咽，上走空窍，循眼系，入络脑。"表明胃与脑相通。除此之外，脾胃也为人脑提供精微物质，以充养元神。

【现代研究】

一、肠-脑轴-微生物

Hojo M 等[1]通过抗抑郁药治疗功能性消化不良疗效的系统回顾 Meta 分析研究发现，同时具有抗焦虑和抗抑郁作用的精神药物对缓解功能性消化不良症状有效。赵小刚[2]采用四联疗法治疗消化性溃疡，得出结果显示幽门螺杆菌（Hp）的根除可以提高患者的睡眠质量。李月等[3]根据子午流注法对慢性胃炎的失眠患者在辰时进行艾灸治疗，结果发现慢性胃炎症状缓解，失眠症状得到改善。邓陈英等[4]应用小儿推拿从"脾胃"治疗小儿夜啼，处方包括清补脾、清板门、逆运内八卦、清四横纹、清大肠等手法。均为"胃不和则卧不安"提供了充足的理论依据。

二、脑肠肽

脑肠肽既存在于胃肠道也存在于脑组织，均属聚多肽。脑肠肽不仅在外周负责调节着胃肠运动、分泌、微循环、免疫等功能，同时也参与皮层神经元进行信息交换，调节胃肠道生理活动[5]。胃肠道和中枢神经系统的神经——内分泌网络，即为脑-肠轴。当肠道微生物失态，脑肠肽传导异常，大脑皮层功能紊乱，兴奋迷走神经，不仅影响失眠，还可促进大量胃酸分泌，使胃黏膜屏障受损，引起消化系统疾病[6]。

三、下丘脑-垂体-肾上腺轴

下丘脑-垂体-肾上腺轴的调节受下丘脑促肾上腺皮质激素释放因子的调控。睡眠除了受脑电波影响，同时也会随着促肾上腺皮质激素释放因子的释放而发生改变。若大脑皮层功能失调，兴奋了迷走神经，则胃酸分泌大量增加；同时，肾上腺皮质激素分泌减少，黏膜的修复能力减退，胃酸和胃蛋白酶分泌增多，胃部的血量减少，胃黏膜变薄，容易引起胃炎或溃疡的发生[7]。

【中西会通临证思路】

笔者曾遇甘肃合水县一女性患者，患焦虑、失眠症多年，求医足迹遍布陇东，甚至去过西安，抗焦虑、安眠等中西药物均长期服用，效果日渐式微。除了失眠、烦躁，尚有脘腹胀满、纳谷不香、大便黏腻不爽、舌苔黄腻、脉弦滑等症象。便觉胃肠功能紊乱可能是失眠、焦虑的关键所在，故以半夏泻心汤消息。半月后，患者电话告知：随着腹部胀满的消除，睡眠、焦虑状况也大为改善。胃和则卧安，诚则斯言。

如今，已有研究发现肠道菌群代谢产物短链脂肪酸能起到治疗失眠的作用，并且参与机体的免疫应答、代谢平衡等[8]。短链脂肪酸能刺激肠道蠕动，促进肠道菌群代谢平衡，维持肠道微生态环境，促进脾胃功能正常发挥，从而达到"胃和"则"卧安"的目的。古为今用，洋为中用，中西会通，造福人类。

参考文献

[1]HOJO M, NAGAHARA A, ASAOKA D, et al. A Systematic Review of the Effectiveness of Antianxiety and Antidepressive Agents for Functional Dyspepsia[J].Intern Med. 2017，56（23）：3127–3133.

[2] 赵小刚 . 基于"胃不和则卧不安"理论用四联疗法在治疗消化性溃疡的临床疗效 [J]. 世界睡眠医学杂志，2018，5（02）：199–202.

[3] 李月，王芳，王黎平，等 . 子午流注灸法对脾胃气虚型慢

性胃炎伴失眠患者的治疗效果 [J]. 长治医学院学报, 2021, 35（06）：452–456.

[4] 邓陈英，胡秀武，刘建武，等. 胃不和则卧不安理论在推拿治疗小儿夜啼中的应用 [J]. 中国中医药现代远程教育，2018, 16（22）：82–83.

[5] 王逸云. 肠道微生物与脑–肠轴的相互作用机制研究进展 [D]. 重庆：重庆医科大学，2018.

[6] 苏玉花，王祥安. 失眠与慢性胃炎的相关分析 [J]. 中国实用医药，2015, 10（23）：38–39.

[7] 闫亚南. 基于 HPA 轴谈"胃不和则卧不安" [J]. 现代医学与健康研究电子杂志，2018, 2（08）：151.

[8] 张东，焦富英，甘雨，等. 针刺联合安神脐贴对脑梗死后伴有失眠患者促眠作用及血浆 5–HT、NE、DA 影响 [J]. 辽宁中医药大学学报，2019, 21（03）：82–85.

（段淑文初稿，吴颢修订）

第 四 录

诸转反戾，水液浑浊，皆属于热。

【原文释义】

"诸转反戾，水液浑浊，皆属于热。"语出《素问·至真要大论篇》。

一、诸转反戾

转，是指身体转侧不利，活动受限的病变，唐容川《医经精义·诸病所属》："转者，左右扭掉也。"反，是指角弓反张，表现为项背高度强直，使身体仰曲如弓状的病症，"反者，角弓反张也。"戾，为身体屈曲，不能仰伸的病状，"戾，如犬出户下，其身曲戾，即阳明痉病，头曲至膝也。"张介宾主："转反戾，转筋拘挛也。"诸转反戾是指身体躯干部特别是腰背部俯仰转侧不利的病症，也泛指四肢筋肉挛急的病变。

二、水液浑浊

水液，是指人体的各种体液，包括存在于体外的分泌液、排泄液，同时也包括存在于体内各脏腑组织器官中起营养滋润作用的津液，分泌液包括与五脏相应的汗、泪、涎、唾、涕，气管、支气管分泌的痰液，阴道分泌的白带；排泄液包括粪便和尿液。水液，在此历代医家均认为指的是小便。如张介宾《类经·病机》、滑寿《读素问钞·病能》、冯兆张《内经纂要·至真要大论篇》："水液，小便也。"水液混浊，唐容川《医经精义·诸病所属》释云："小便不清也。"是指尿液失于清澈，液体呈浑浊状态，或尿色深于正常，尿色变为黄色、深黄色、红赤色、酱红色等。

【中说西证】

下焦湿热的微观状态。

【中医内涵】

筋脉拘挛，角弓反张，身体屈曲不能直，以及尿、汗、痰、涕、涎等排泄物浑浊，其病机大多由热邪所致。由于热邪炽盛，伤津耗血，使筋脉失于濡养，则出现筋脉拘挛，甚者角弓反张，身体屈曲不能直等症状；热盛煎熬津液，小便浓缩，则易出现尿液等排泄物浑浊。可见，本条主要着眼于水液的性状，"水液浑浊"是"诸转反戾"的兼症[1]，因此"水液浑浊"是确定寒热病机之关键。

古代医家发现水液浑浊是通过"望诊"用肉眼观察到的，这是一种宏观的症状体征，主要表现在两个方面：

一为尿液失于清澈，液体呈浑浊状态，如浓度变稠、有漂浮物、沉淀物等，在中医多属淋证、白浊、尿浊等病，大多与湿热下注有关；二为尿色深于正常，尿色变为黄色、深黄色、赤红色、酱红色等，在中医多属实热证、湿热证、虚热证。

【现代研究】

如今，随着医学科学技术的不断发展，我们可以借助现代医学的各种辅助检查及显微镜等仪器，能够在微观状态下更细致地观察尿液性状的微观变化，谨察疾病变化的微观指标，进行微观辨证，即从宏观走向微观。沈自尹于1986年提出了"微观辨证"的概念，即在临床辨证论治的过程中，依靠现代医学的先进技术，从微观的角度去认识人体的结构、代谢及功能特点，更为准确、细致地认识中医"证"的物质基础，与传统的中医宏观辨证相互补充[2]。可以看出，关于"水液浑浊"表现，中医的范围比较小，而西医的范围比较大，既包括了肉眼（宏观）的"水液浑浊"，也包括了镜下（微观）的"水液浑浊"。比如通过尿常规检查，可以分析尿比重、尿液渗透压、尿蛋白、尿白细胞、尿红细胞、尿隐血、尿葡萄糖、尿酮体、尿颜色及透明度等指标，因此蛋白尿、血尿、白细胞尿甚至脓尿，就成为微观状态下的"水液浑浊"。

【中西会通临证思路】

微观辨证是宏观辨证的补充和发展，不断地将微观指标与宏观症状体征联系起来，为临床上无证可辨者提供用药依据。以"水液浑浊，皆属于热"来解释蛋白尿、白细胞尿、脓尿或镜下血尿，引出清热利尿通淋大法，更好地解释了刘宝厚教授的"湿热不除,蛋白难消"之理。

参考文献

[1] 张志聪. 黄帝内经素问集注 [M]. 北京：中国医药科技出版社，2014：42.

[2] 沈自尹. 微观辨证和辨证微观化 [J]. 中医杂志, 1986（02）: 56-58.

（于文霞初稿，吴颢修订）

第 五 录

诸病水液，澄澈清冷，皆属于寒。

【原文释义】

"诸病水液，澄澈清冷，皆属于寒。"出自《素问·至真要大论篇》。

一、水液

是指人体的各种体液，包括存在于体外的分泌液、排泄液，同时也包括存在于体内各脏腑组织器官中起营养滋润作用的津液，包括汗液、泪液、涕液、痰液、带下液、乳汁、月经、产后恶露、疮疡的脓汁、尿液、泻下液。张介宾《类经·病机》释为："水液者，上下所出皆是也。"吴昆《素问吴注·至真要大论七十四》"水液，上下所出水液也"，语意高度凝练地概括了所有分泌液与排泄液。滑寿《读素问钞·病能》"上下所出，及吐出溺出也"，语意有所重复。唐容川《医经精义·诸病所属》"下为小便，上为涎唾"，孙沛《黄帝内经素问注解》"上为涕唾，下为小便，皆水液也"，释义比较片面。当以张介宾、吴昆所释之义为是。

二、澄澈清冷

是指"水液"呈现清澈透明、稀薄寒冷的状态，与属热的水液浑浊相对而言，是临证中判断寒热的一个标志。滑寿《读素问钞·病能》"澄彻清冷，湛而不浑浊也"，历代医家多从病因加以阐释。如刘完素《素问玄机原病式·寒类》："水体清净，而其气寒冷。故水谷不化，而吐利清冷，水液为病，寒也。如天气寒，则浊水自澄清也。"孙沛《黄帝内经素问注解》："热蒸水液则浑浊，水冷则清，水热则浊，寒水下澄，清明若镜，凡人身之液，如感风寒则涕流清，脾寒下泄则便清，肾虚溺亦清，且清澄透澈，故曰诸病水液，澄澈清冷，皆属于寒。"

【中说西证】

澄澈清冷的微观病理。

【中医内涵】

各种分泌液与排泄液，如汗液、泪液、涕液、痰液、带下液、乳汁、月经、产后恶露、疮疡的脓汁、尿液、泻下液等，呈现清澈透明、稀薄寒冷的状态，大多属于寒证。高士宗《黄帝素问直解·至真要大论第七十四篇》："水液澄澈清冷，则下焦虚寒，乃足少阴肾经之病，肾主寒水，故皆属于寒。"总体来说，是缺少阳气。阳气不足，不能温煦水液，气化失司，水液则呈清稀状。五脏的阳气不足，脏腑功能减弱，则泪、汗、涎、涕、唾呈清稀状。如脾阳不足，则水湿下注大肠而为稀便，水湿下行胞宫而带下色白清稀。肾中元阳虚衰，温煦失职，气化失司，不能蒸腾水液，则小便清长，夜尿频多。此即"澄澈清冷"之状。当然，肾为阴阳水火之宅，五脏之阳气不足，肾中元阳虚衰为其根本。

【现代研究】

尿液是指血液经过肾小球滤过、肾小管和集合管的重吸收和排泌所产生的终末代谢产物。每天血液经肾小球的滤过作用形成的原尿达 180L，而终尿仅约为 1.5L。这表明滤过液中约 99% 的水被肾小管和集合管重吸收，只有约 1% 被排出体外。肾小管是与肾小囊壁层相连的一条细长上皮性小管，具有重吸收和排泌作用。

水重吸收的动力来自肾髓质渗透梯度的建立，即髓质渗透浓度从髓质外层向乳头部深入而不断升高。在抗利尿激素存在时，远曲小管和集合管对水通透性增加，小管液从外髓集合管向内髓集合管流动时，由于渗透作用，水便不断进入高渗的组织间液，使小管液不断被浓缩而变成高渗液，最后尿液的渗透浓度升高，形成浓缩尿。

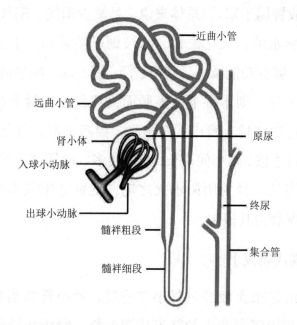

图 5 肾脏进行水液代谢的组织系统

中医之"澄澈清冷",是指"水液"呈现透明、清稀、寒冷的状态。尿比重反映肾脏的浓缩功能,由于肾小管损伤导致髓袢升支粗段对水通透性低而形成的高渗环境被破坏,远端小管和集合管处水的重吸收减少,尿中水含量多,所以形成低比重尿。尿渗透压低主要由于肾小管功能受损,引起肾脏浓缩能力下降而夜尿增多,可同时伴有尿比重降低,此即尿之"澄澈清冷"的微观指标。

【中西会通临证思路】

既然"水液澄澈清冷"、小便清长、夜尿频多,系肾阳失于温煦、气化不济所致，治宜温补肾阳，缩泉摄水，则临床上若检查所得尿比重、尿渗透压下降，虽宏观未见肾阳虚衰之征象，亦可用温肾之法治之。也可认为尿比重、尿渗透压下降系肾阳不足、固摄无权之隐性之证。

（于文霞初稿，吴颢修订）

第 六 录

勇而劳甚，则肾汗出，肾汗出逢于风，内不得入于藏府，外不得越于皮肤，客于玄府，行于皮里，传为胕肿。本之于肾，名曰风水。

【原文释义】

"勇而劳甚，则肾汗出，肾汗出逢于风，内不得入于藏府，外不得越于皮肤，客于玄府，行于皮里，传为胕肿。本之于肾，名曰风水。"出自《素问·水热穴论篇》。阐述了风水形成的原因及其病位。

【中说西证】

风水病因病机古今观。

【中医内涵】

"风水"一病首载于《黄帝内经》，《水胀》《平人气象论》《论疾诊尺》三篇均有"目窠上微肿"的描述。《大奇论》还记载："肾肝并沉为石水，并浮为风水。"《金匮要略》详述曰："其脉自浮，外证骨节疼痛，恶风"；"寸口脉沉滑者，中有水气，面目肿大，有热，名曰风水。视人之目窠上微拥，如蚕新卧起状，其颈脉动，时时咳，按其手足上，陷而不起者，风水。"[1]

《素问·水热穴论篇》："勇而劳甚，则肾汗出；肾汗出逢于风，内不得入于藏府，外不得越于皮肤，客于玄府，行于皮里，传为胕肿。本之于肾，名曰风水。"阐述了风水乃因劳累或房劳过度，则汗出于肾，又遇风邪，汗孔骤闭，向内不能回到脏腑，向外不能排泄于皮肤，故逗留于皮肤最后形成胕肿。《素问·评热病论篇》曰："病肾风者，面浮庞然壅，害于言……不当刺而刺，后五日其气必至。……至必少气时热，时热从胸背上至头，汗出手热，口干口渴，小便黄，目下肿，腹中鸣，身重难以行，月事不来，烦而不能食，不能正偃，正偃则咳，病名曰风水。"指出肾风误刺是引起风水的另一原因。《素问·水热穴论篇》"肺者，太阴也，少阴者，冬脉也，故其本在肾，其末在肺……"把风水的病机主要责之肺肾二脏，明确指出了"风水"系"本之于肾"。"水病下为胕肿大腹，上下喘呼不得卧者，标本俱病。故肺为喘呼，肾为水肿。"因肾者主水，为人体水液代谢之动力，肾阳不足则关门不利，膀胱气化失常，聚水而从其类，以致泛滥横溢，故云水病本之于肾。然肺者主气，能通调水道，下输膀胱，故有"肺为水之上源"之说（《医方集解》），若风邪外袭，内合于肺，气失宣降,水道不通,风遏水阻,发为水肿,则言其标在肺。《诸病源候论·水肿病诸候》"风水候"篇云:"风水病者,由脾肾气虚弱所为也。肾劳则虚,虚则汗出,汗出逢风,风气入内,还客于肾,脾虚又不能制于水,故水散溢皮肤,又与风湿相搏,故云风水也。"[2] 王焘《外台秘要》亦认为风水因"肾劳则虚,虚则汗出,汗出逢风,风气内入,还客于肾,脾虚又不能制于水,故水散溢皮肤"[3]。总之风水的病因病机主要为汗出逢风或肾风误刺,主要病变脏腑为肾,相关脏腑有肝、肺、脾、心、胃,病理特点为浮肿并可伴外感之象。

【现代研究】

现代医学中外感引起肾脏损伤较为常见,如急性肾小球肾炎、IgA 肾病、过敏性紫癜性肾炎等,肾脏内伤、感邪急性发作也是临床常见的。

一、外感疾病

急性肾小球肾炎是一种急性起病,以血尿、蛋白尿、高血压、水肿,或伴有一过性肾小球滤过率降低为临床特征的肾小球疾病,主要为 β-溶血性链球菌感染所致,常见于上呼吸道感染、猩红热、皮肤感染等链球菌感染后,系感染诱发的免疫反应所致。链球菌致病抗原如蛋白酶、外毒素 B 等的抗体可与肾小球基底膜抗原发生交叉反应,形成原位免疫复合物沉积，诱发补体异常活化等均可能参与致病。

IgA 肾病是以反复发作性肉眼血尿或镜下血尿，可伴有不同程度蛋白尿，肾组织以 IgA 为主的免疫球蛋白沉积为特征。IgA 肾病无论初始发病或复发感染均与感染有密切关系，尤其是合并上呼吸道感染。近年来许多研究证实扁桃体感染与 IgA 肾病发病相关，通过对腭扁桃体隐窝分泌物进行细菌培养，发现大多数患者培养出的细菌为甲型溶血性链球菌，其次为副流感嗜血杆菌，副流感嗜血杆菌是扁桃体上的一种常见细菌。还有研究发现 IgA 肾病患者腭扁桃体及外周血中存在着记忆 B 细胞（CD19[+]、CD27[+] 阳性细胞）的高表达，在腭扁桃体摘除后外周血中上述细胞的表达下降，两者表达呈正相关；腭扁桃体和外周血中记忆 B 细胞表达的百分率高低与尿检异常加重程度呈正相关。

过敏性紫癜肾炎属于过敏性紫癜的肾脏并发症，约见于 80% 的过敏性紫癜患者。临床主要表现为镜下血尿和轻、中度蛋白尿，而肉眼血尿和肾病综合征并不多见。肾损害基本上属于一过性，但 10%~20% 的青少年和成人可出现进行性的肾功能损害，少数病例可迁延数月或数年发展为慢性肾炎或肾病综合征，甚至进一步引发肾衰尿毒症。许多过敏性紫癜患者常有近期感染史，但未能证明与链球菌感染的肯定关系，但 2/3 患者发病前有明确的诱因，如感染或变态反应。各种感染如细菌、病毒、衣原体及寄生虫等均可诱发过敏性紫癜，另外，寒冷、药物和食物过敏、昆虫叮咬也可诱发本病。肾活检光镜检查与 IgA 肾病类似，经单克隆抗体检测证实，浸润的细胞为单核细胞 / 巨噬细胞，以及 CD4 和 CD8 阳性 T 细胞。

二、内伤疾病

肾脏内伤是指原有慢性肾脏疾病，如原发性肾小球肾炎、肾病综合征、糖尿病肾病、高血压肾病、慢性肾功能不全等。肾系内伤基础上的外感是一种发生在这样的慢性肾系疾病基础之上，并有外感临床表现的整体疾病状态，是一种复杂的临床状态，既有外感的情况存在，又有肾系疾病内伤的情况存在，病因病机复杂，临床表现多样且病情多变。

【中西会通临证思路】

急性肾小球肾炎虽属自限性疾病，但也有部分患者病情迁延而转为慢性，因此早期实施中医干预很有必要。

《诸病源候论》则更加明确地指出："风入于少阴则尿血。"现代药理研究发现，许多祛风中药如蝉衣、麻黄、荆芥、防风、苏叶、僵蚕、地龙等皆有抑制抗体产生和抑制过敏介质释放，提高中和抗体、中和抗原等作用，说明中医六淫中的"风"邪致病可诱发免疫反应，肾小球疾病亦属免疫性疾患，自然与风邪有着内在的联系。临床实践证明，伴有血尿或以血尿为主的肾小球疾病如急性肾炎 IgA 肾病、紫癜性肾炎的发生、复发和加重，常因风邪的入侵（感冒）而诱发。然而，"风邪不能独伤人"，风毒之邪只有在肾功能虚损的病理基础上才有可能诱发血尿，也就是说风邪只能作为一种发病诱因，而非决定因素，亦与其轻重程度无关，这才是血尿发生原因的完整概念。

参考文献

[1] 张仲景 . 金匮要略 [M]. 何任，何若苹，整理 . 北京：人民卫生出版社，2005：50.

[2] 姚洁敏，严世芸 .《诸病源候论》文献研究思路述评与展望 [J]. 中华中医药学刊，2011，29（3）：480-483.

[3] 王焘 . 外台秘要 [M]. 北京：中国医药科技出版社，2011.

（刘灿初稿，吴颢修订）

第 七 录

女子七岁，肾气盛，齿更发长；……八八，天癸竭，精少，肾藏衰，形体皆极，则齿发去。

【原文释义】

"女子七岁，肾气盛，齿更发长；二七，而天癸至，任脉通，太冲脉盛，月事以时下，故有子；三七，肾气平均，故真牙生而长极；四七，筋骨坚，发长极，身体盛壮；五七，阳明脉衰，面始焦，发始堕；六七，三阳脉衰于上，面皆焦，发始白；七七，任脉虚，太冲脉衰少，天癸竭，地道不通，故形坏而无子也。丈夫八岁，肾气实，发长齿更；二八，肾气盛，天癸至，精气溢泻，阴阳和，故能有子；三八，肾气平均，筋骨劲强，故真牙生而长极；四八，筋骨隆盛，肌肉满壮；五八，肾气衰，发堕齿槁；六八，阳气衰竭于上，面焦，发鬓斑白；七八，肝气衰，筋不能动；八八，天癸竭，精少，肾藏衰，形体皆极，则齿发去。"出自《素问·上古天真论篇》。详细描述了"生长壮老取决于肾"的生命周期规律，强调了人体"生长壮老"的生命过程是随着肾中精气旺盛而成长，继而随着肾中精气的不足而衰老，反映了肾气直接主宰着人体的生长壮老。类似的论述还见于《灵枢·天年》："人生十岁，五脏始定，血气已通，其气在下，故好走；……九十岁，肾气焦，四脏经脉空虚；百岁，五脏皆虚，神气皆去，形骸独居而终矣。"

【中说西证】

生理性肾虚与衰老中枢。

【中医内涵】

肾为先天之本，既贮藏人体生命的原始物质——生殖之精，五脏六腑之精气亦受气封藏。故肾是先天之本和生命之根，而主宰肾脏诸功能者则是肾气。

一、肾气与生长发育

《素问·上古天真论篇》中阐述女子以七、男子以八为基数递进的生长、发育、壮盛、衰老规律，是对机体生长壮老是衰老形成机理最经典的论述，其核心因素是由肾精、肾气的充盈虚损而决定的。具体而言：女子七岁，肾气盛，齿更发长；二七，而天癸至，任脉通，太冲脉盛，月事以时下；三七，肾气平均，故真牙生而长极；四七，筋骨坚，发长极，身体盛壮；五七，阳明脉衰，面始焦，发始堕；六七，三阳脉衰于上，面皆焦，发始白；七七，任脉虚，太冲脉衰少，天癸竭，地道不通。丈夫八岁，肾气实，发长齿更；二八，肾气盛，天癸至，精气溢泻；三八，肾气平均，筋骨劲强，故真牙生而长极；四八，筋骨隆盛，肌肉满壮；五八，肾气衰，发堕齿槁；六八，阳气衰竭于上，面焦，发鬓斑白；七八，肝气衰，筋不能动；八八，天癸竭，精少，肾藏衰，形体皆极，则齿发去。可见，无论男女，其生长壮老的根本原因在于肾精、肾气的充盈与否。随着年龄的增长而出现的肾精、肾气亏虚，在临床上所表现的腰膝酸软、头晕耳鸣、齿摇发落、性功能减退等症状，与现代医学所谓的衰老相似。亦有研究表明，人体衰老的中枢和肾虚发生的根源皆在下丘脑。基于此，沈自尹将衰老视为"生理性肾虚"。

二、肾气与生殖

生长壮老亦与生殖密切相关。《素问·上古天真论篇》"女子……二七，而天癸至，任脉通，太冲脉盛，月事以时下，故有子；……七七，任脉虚，太冲脉衰少，天癸竭，地道不通；……丈夫二八，肾气盛，天癸至，精气溢泻；……八八，天癸竭，精少"阐述了男女从少壮到衰老，从有生殖能力到缺乏生殖能力，均以肾气的强弱盛衰为主导，它联系到冲任、天癸、月经、精血、齿、发、筋骨。另外，天癸也是由肾气产生的促进生殖的重要物质，陈自明说"天，谓天真之气；癸，谓壬癸之水。天癸者，物之自然"[1]，他认为天癸就是天真之气所产生的水液物质。张景岳在《经脉之本》中解释说"天癸者，言后天之阴气，阴气足而月事通"，又在"阴阳"篇中说"元阴者，即无形之水，以长以立，天癸是也，强弱系之，故亦曰元精"。他认为天癸是人体经过后天水谷之精气逐渐滋养而产生的一种微量体液，这种无形之水对人体作用很大，与身体的发育成长和强弱有密切关系，而对月经的来潮与否具有更直接的作用。天癸至则月经来潮，天癸竭则月经断绝；它又直接受到肾气的调控，肾气盛则天癸至，肾气衰则天癸竭。《难经》更明确指出肾与命门具有男子以藏精、女子以系胞的作用，径直说明肾与男女生殖功能的关系。

【现代研究】

罗元恺认为天癸是肉眼看不见而在人体客观存在的微量物质。西医学认为在青春期、生育期及之后的时期，下丘脑-垂体-性腺轴调控生殖内分泌激素发挥促进或抑制生殖功能的作用，如促性腺激素、促卵泡生成素、促黄体生成素、双氢睾酮等。

"神经-内分泌-免疫网络"是解析"生长壮老取决于肾"的现代生物学基础。有研究发现机体分泌的生长激素、雌二醇、睾酮等具有高低峰时间段，如生长激素：含量峰值出现在 10~19 岁年龄段，最低值在 40~49 岁年龄段；除了 1~9 岁年龄段，其余各年龄段生长激素含量的值女性均明显高于男性。雌二醇：含量在 1~9 岁为最低值，峰值出现在 20~29 岁年龄段。睾酮：含量在 1~9 岁为最低值，峰值出现在 20~29 岁；除了 1~9 岁年龄段，其余各年龄段睾酮含量的值男性均明显高于女性[2]。

进一步观察发现，冬季雌二醇、睾酮、生长激素等的分泌量明显高于夏季，说明部分神经-内分泌系统相关指标与生长发育期肾中精气充盛、衰退老年期肾中精气虚衰变化颇为一致，主要体现在神经系统的多巴胺、血管活性肠肽；内分泌系统的生长激素、雌二醇、睾酮、β-内啡肽、白介素-2、B 细胞具有明显由低到高、由盛而衰的变化规律。该研究也进一步证实"生长壮老"各年龄段男性与女性的神经-内分泌-免疫网络区别主要体现在性激素和生长激素。

【中西会通临证思路】

抗衰老亦可从肾论治，或者说，抗衰老可以从肾论治。以抗衰老名方"还少丹"为例，其方药的组成为：熟地黄、山药、牛膝、枸杞子、山茱萸、茯苓、杜仲、远志、五味子、巴戟天、肉苁蓉、石菖蒲、茴香、大枣等，君臣之药皆为补肾益精、温通肾阳之品。

动物实验表明，肾气丸能够明显促进幼龄雄性大鼠睾丸、附睾组织发育。其对自然衰老大鼠睾丸生殖功能的衰退也有保护作用，这个保护机制可能与抑制生殖细胞 DNA 损伤，调节 P53 信号通路，进而抑制生殖细胞凋亡有关[3]。胚胎干细胞可诱导脑部神经板分化，而肾精和胚胎干细胞较为相似，肾精充裕是脑功能得以正常发挥的前提[4]。补肾中药能增强神经营养因子表达及提高胆碱能神经元数量，提出"脑髓"的现代生物学基础是脑内神经元和神经营养因子，而"肾精"对脑内神经元有能量供应作用[5]。肾精的充盛决定了脑髓的化生，继而也影响脑功能发挥正常与否。

参考文献

[1] 陈自明. 妇人大全良方 [M]. 北京：中国医药科技出版社，2019.

[2] 师双斌. "肾藏精"藏象基础理论核心概念诠释 [D]. 沈阳：辽宁中医药大学，2013.

[3] 韩泽宇，王芳，王超，等. 肾气丸对自然衰老大鼠睾丸生殖功能衰退的保护作用及机制研究 [J]. 中国新药杂志，2018，27（24）：2933-2938.

[4] 蔡光先，刘柏炎. 从干细胞分化研究"肾通于脑"的策略

[J]. 湖南中医学院学报，2004，24（1）：30-31.

[5] 李林，魏海峰，张兰，等. 中医"肾生髓，脑为髓海"现代生物学基础探讨[J]. 中国中药杂志，2006，31（17）：1397-1400.

（刘灿初稿，吴颢修订）

第 八 录

肾者主水，受五藏六府之精而藏之。

【原文释义】

"肾者主水，受五藏六府之精而藏之。"出自《素问·上古天真论篇》。"水"指肾精所化之水。本文总结了当前对"肾主水"理论内涵的认识，提出了"肾主水"的本质内涵。

【中说西证】

肾司开阖与球-管平衡。

【中医内涵】

一、"肾主水"理论渊源

"肾主水"理论源于《黄帝内经》。如《素问·逆调论篇》指出"肾者水藏，主津液"；《素问·水热穴论篇》云"肾者，胃之关也，关门不利，故聚水而从其类也"。水液由胃而入，经体内脾肺等脏代谢，而这整个机体水液代谢过程却是由肾所主。《素问·经脉别论篇》载："饮入于胃，游溢精气，上输于脾，脾气散精，上归于肺，通调水道，下输膀胱，水精四布，五经并行。"《血证论》认为："肾者水脏……主藏精气……肾又为水之主。"这些中医经典文献均强调肾对水液的主宰作用，形成了"肾主水"的中医藏象理论。后世医家对于"肾主水"理论亦多有阐述与发挥。

肾所主之"水"内涵广泛。《黄帝内经》所述之水有三层含义：一是指肾精所化之水。如《素问·上古天真论篇》云"肾者主水，受五藏六府之精而藏之"，此处"水"指肾精所化之水。蒋紫嫣等[1]认为五脏所化生的五液、天癸之水和肾精都属于"水"的范畴。二是指肾气化之水液、津液。如《素问·逆调论篇》曰"夫水者，循津液而流也，肾者水脏主津液"，此句中"水"意为肾气化之津液。有学者认为，人体内流动的液体皆为"水"[2,3]。如《难经·四十九难》中对肾所主之水亦进行了论述："肾主液，入心为汗、入肝为泪、入脾为涎、入肺为涕，自入为唾。"则进一步将肾中津液分为五类。三是指五行之水。中医依据藏象思维将五行与五脏相应，以比类五脏的生理功能[4]，如《素问·玉机真藏论篇》"冬脉者，肾也，北方水也"，肾象水。

二、"肾主水"理论内涵

"肾主水"是指肾脏可通过其对水液的排泄以及重吸收功能调节全身水液代谢。全身的津液通过肾中精气的蒸腾气化，升清降浊，清者蒸腾上升以布散全身，浊者下降化为尿液，排出体外。全身津液代谢的每一个环节都依赖于肾的蒸腾气化功能，这一功能主要依托肾中精气即肾气而主宰，肾精包涵肾阴、肾阳，肾阳蒸化肾阴而产生肾气，肾气通过气化功能实现对水液代谢的主宰作用，具体而言，就是主开阖功能：开是排出废水，阖是将机体需要的水液得以保存。通过气化而开阖，清者升腾，浊者降泻。

【现代研究】

在现代医学体系中，肾脏对水液代谢的调节主要依靠肾小球的滤过功能和肾小管的重吸收功能。肾性水肿是由多种因素引起肾排泄钠、水减少，导致水钠潴留，细胞外液增多，引起水肿。肾性水肿根据发病机制主要分为两大类：肾炎性水肿和肾病性水肿。

一、肾炎性水肿

主要是由于肾小球滤过率下降，而肾小管重吸收功能基本正常造成"球-管失衡"和肾小球滤过分数（肾小球滤过率/肾血浆流量）下降，导致水、钠潴留。肾炎性水肿时，血容量常增加，伴肾素-血管紧张素-醛固酮系统活性抑制、抗利尿激素分泌减少，因高血压、毛细血管通透性增加等因素使水肿持续和加重。从中医学的认识角度看，肾小球的滤过功能类似于"开"，而肾小管的重吸收功能与"阖"相当。那么，"球-管失衡"和"开阖失司"便有异曲同工之妙。

二、肾病性水肿

主要由于长期、大量蛋白尿造成血浆蛋白过低，血浆胶体渗透压降低，液体从血管内渗入组织间隙，产生水肿；同时，由于有效血容量减少，刺激肾素-血管紧张素-醛固酮系统激活、抗利尿激素分泌增加，肾小管重吸收水、钠增多，进一步加重水肿。

【中西会通临证思路】

既然水肿的原因在于"开阖失司"，而"开阖失司"又咎之于肾气之衰，故固护肾气在肾脏病的治疗中就显得十分重要了。

一、祛邪以扶正

外邪直中少阴是肾脏病过程中常见的现象，因此祛风法的运用极为常见，不仅在外邪入侵时用，对长期顽固的血尿、蛋白尿也常用祛风法治疗，且常获良效。常用的药物有：防风、荆芥、蝉衣、地龙、僵蚕、肿节风等。在外邪中，常以风湿热邪的侵入危害最重，这与现代医学认为感染是慢性肾脏病加重和复发因素的认识理念是一致的，因此清热利湿之法是治疗肾脏病的常用之法，特别是在疾病的急性期或慢性期急性发作者尤为常用。一般而言，属上焦湿热者一般表现为恶寒少汗，身热不扬，头重如裹，肢体困重，咽部不适，甚至干痛、咳嗽、咯痰黄稠等等，体查见咽部充血、扁桃腺肿大，或肺部听诊有干湿性啰音，即是外感湿热伤于肌表，壅阻于肺之征象，则以宣透为主，兼以化湿淡渗。宣透即是宣肺，使湿从皮毛而出。正如叶天士说："宣从开泄，宣通气机，以达归于肺。"在宣透的同时根据热邪之轻重，予以清化，则湿去热退。若皮肤有斑、丘疹，甚至并发痤疮、疖肿者，因肺外合皮毛，理当属上焦湿热证之范畴，应以泻火败毒为主少佐宣透，方药一般选用五味消毒饮加减。若因饮食不节、不洁，感染湿热疫毒，出现脘腹满闷、恶心呕吐、大便稀薄或黏滞不爽、秽臭难闻，或仅见口黏、口苦、食不闻香、舌苔黄腻、脉滑数，西医诊断属急慢性胃肠炎、痢疾者，皆属中焦湿热之证；当然如果是胃肠型感冒者，则应属上焦与中焦合为病。中焦之湿热，重在化湿、燥湿清热，辛开苦降，调畅枢机。吴鞠通谓"治中焦如衡，非平不安"的实质，就是要平衡中焦的湿盛之偏，半夏泻心汤、黄连温胆汤则是常用的燥湿清热之剂。若污秽之邪偏盛者，常取鲜藿香、鲜佩兰、鲜菖蒲、鲜荷叶、厚朴花等芳香之品辟秽化浊，再佐以淡渗利湿之味则收获更捷。下焦湿热之证的表象，除了尿频、尿急、尿痛、痛引腰腹、小便余沥、尿带砂石、尿中见血、小便浑浊乳糜、阴中掣痛、睾丸坠胀而痛、肿大如核、阴部潮湿等症状体征外，尿检有白细胞、红细胞、管型等改变者，应在利湿的基础上伍以清热，利湿须使用淡渗，不宜逐水，常用茯苓、猪苓、泽泻等。而对于湿热之证，则竹叶、萆薢、生薏仁、滑石、土茯苓、茵陈等，利湿而兼清热，实为双管齐下之法。若有阴液不足之证者，则多选知柏地黄汤、猪苓汤育阴利湿、标本兼顾。总之，对上、中、下三焦湿热证的治疗，一定要遵循叶天士提出的"渗湿于热下，不与热合，势必孤矣"的原则，使湿与热分离，然后围而歼之。此外，有血瘀证存在者，当以活血化瘀法治之。

二、调脾固肾气

脾胃为后天之本，水谷化源，调理脾胃，则能使水谷滋养气血，从而滋养肾中阴阳。此理易知，无须多言。笔者想说明者有两点：其一，在五行中，脾土制约肾水，脾胃强健有助于肾气的气化。再者，脾胃升清运化水湿，湿浊不运，势必经肾气气化而泄之，故脾运如常则能减轻肾气之压力。清气得升，也是对肾气气化的协助作用。临床上，笔者用补中益气汤、参苓白术散、归脾汤等加减治疗慢性肾脏病 15 例，疗效肯定，原因就在于此。

三、注重养生固肾气

慢性肾脏病患者切忌做剧烈的运动锻炼，但长期卧床亦无好处，最好练习一些传统的运动项目，如八段锦、太极拳、真气运行法等。传统养生功法虽名目繁多，但万变不离其宗，其宗在于固护肾气，所谓丹田之气、真气就是肾气。健康之人养生在于防病，延年益寿。有病之人实践养生之法，则可以祛病、康复。慢性肾脏病患者最宜练功。当然要在专人指导下练习，以防走偏。

综上所述，慢性肾脏病往往以肾气气化失司为肇始，可见肾气的气化功能与现代医学之肾功能密切相关，不论是外感、内伤最后均影响到肾气气化功能的失司。其治疗均应以时时刻刻固护肾气为己责，肾气的存亡则是疾病能否康复的关键。

参考文献

[1] 蒋紫嫣，王颖. "肾主水"理论探源及今析［J］.浙江中医杂志，2017，52（9）：630-631.

[2] 刘鹏. 中医肾主水理论内涵的形成和发展［N］. 中国中医药报，2012-10-26（4）.

[3] 李锋，张鹏，任秦有，等. 肾"主水"理论初探与实践［J］.中国中西医结合肾病杂志，2018，19（8）：731-732.

[4] 韩琦，马淑然. "肾主水"的理论内涵及其对临床疾病防治指导作用的概述［J］.中国医药，2021，16（09）：1436-1440.

（王晓辉初稿，吴颢修订）

第 九 录

此五气之溢也，名曰脾瘅。……肥者，令人内热，甘者令人中满，故其气上溢，转为消渴。

【原文释义】

"帝曰：有病口甘者，病名为何？何以得之。岐伯曰：此五气之溢也，名曰脾瘅。夫五味入口，藏于胃，脾为之行其精气，津液在脾，故令人口甘也，此肥美之所发也，此人必数食甘美而多肥也。肥者，令人内热，甘者令人中满，故其气上溢，转为消渴。治之以兰，除陈气也。"出自《素问·奇病论篇》。任应秋认为"五"为五行中"土"的代表，《素问·金匮真言论篇》曰："中央黄色，入通于脾……其数五……"故此为"土气之溢"，脾热、脾胃湿热太盛，邪气上泛，口中发甜，即为"脾瘅"病。"五味入口，藏于胃，脾为之行其精气"是脾胃的正常生理功能，若"津液在脾"，是脾失健运而致精气不布散，聚而酿成湿热，湿热上泛，"令人口甘"。湿热之邪是由于"肥美之所发"，饮食过于肥甘厚腻，"必数食甘美而多肥也"。"肥者，令人内热"，即生湿热；"甘令人中满"是糖类进食多了，容易产生湿热使中焦运化不通，于是其气上溢而发生口甘，最终转为"消渴"。"治之以兰，除陈气也"，即用佩兰、藿香、苏叶等芳香药物，芳香化湿以除陈蓄于中焦的湿热邪气[1]。可知"脾瘅"，常由多食甘味而发。"瘅"有"热"之义，如《素问·疟论篇》曰："瘅疟者，肺素有热气盛于身。"王冰注："瘅，热也，极热为之也。"故"脾瘅"意指脾胃有热。

【中说西证】

脾不为胃行其津液与葡萄糖转运障碍。

【中医内涵】

脾不能为胃行其精气，是指脾的运化功能失职。在此基础上进一步剖析"运化"之意，"运"指营养精微物质的消化与吸收，"化"则是指对精微物质的转化与利用，亦可称之为对水谷精微物质的封藏。由此可见脾瘅、消渴的病机关键其实在于"运化"的失常，病而久之导致"阴虚"。如何准确理解"阴"以及"阴虚"？《素问·阴阳应象大论篇》曰："阴者，藏精而起亟也。"可见"阴"即为封藏起来的水谷精微物质，而"阴虚"即为水谷精微不能潜藏所致。藏精之功能既与肾有关，更与脾的"化"密不可分。脾瘅、消渴皆因"数食甘美而多肥"致脾不堪其累而不能为胃行精，出现"五气之溢"。消渴病机特点即以阴虚为本，燥热为标，同时衍生的痰浊、血瘀均可视为标。遣方用药方面，"兰"是治疗消渴病的要药，其功能作用是"除陈气"。"兰"即佩兰、藿香、苍术等具有芳香化湿之功效的中药，芳香化湿便是"除陈气"。结合现代医学检验手段及微观辨证理念，"陈气"可理解为高糖血症、高脂血症以及高黏滞血症的病理状态，对应中医病机概念，则以痰湿、湿浊、血瘀等形式表现。

【现代研究】

现代医学理论中，吸收入血的葡萄糖，需与胰岛素结合而进入细胞内，经过三羧酸循环而转化为能量。2 型糖尿病的发生，就在于因遗传、饮食、肥胖等原因，导致胰岛素抵抗而使胰岛素的功能部分障碍，从而进入细胞的葡萄糖数量受限，此即中医所谓"不藏精"而成阴虚之状，此即"阴虚为本"。大量的葡萄糖滞留在细胞外，以致血液中的葡萄糖含量升高，大大增加机会性感染的发生概率。而感染即炎症，炎症即湿热，此即"湿热为标"。

【中西会通临证思路】

既然糖尿病的病机为"阴虚为本，燥热为标"，那么其治法当为"坚阴清热"，而能担当此任者则非黄连、黄芩、黄柏、大黄、苦瓜等莫属，玄参亦有此功效。"坚阴清热"

也正中"肥者，令人内热，甘者令人中满"病机之肯綮，更与现代研究证实黄连、黄芩、黄柏、苦瓜等不仅含有天然胰岛素，而且还能增加胰岛素的敏感性相吻合。中西医会通，在此得到完美的表达。

因为糖尿病发生的关键就在于脾失健运，因此，湿邪的存在是理所当然的，此即经文所谓的"陈气"。除陈气当然要用芳香化湿之品，在众多的芳香化湿药物中，唯苍术独受医家青睐，何也？因为《珍珠囊》谓其"能健胃安脾，诸湿肿非此不能除"，《仁斋直指方》指出"苍术以敛脾精"，可谓标本兼治矣。北京四大名医之一的施今墨先生有两个治疗糖尿病著名的药对，即黄芪配山药、苍术伍玄参。黄芪益脾气，山药滋脾阴，玄参坚阴，苍术醒脾除湿，兼顾到了脾胃失调在糖尿病病机中的方方面面，难怪医家屡用屡爽。

参考文献

[1] 张海燕《黄帝内经》对消渴病的认识 [J]. 中华中医药学刊，2007（06）：1239-1241.

（丁照然初稿，吴颢修订）

第 十 录

若夫八尺之士，皮肉在此，外可度量切循而得之，其死可解剖而视之。

【原文释义】

"若夫八尺之士，皮肉在此，外可度量切循而得之，其死可解剖而视之。"出自《灵枢·经水》。其意为：对于人之八尺有形的躯体而言，它有皮有肉，其深浅广狭，在体表部都可以通过用一定的尺度去测量，或是用手指去切按摸索而了解；人死了，还可以通过解剖其尸体来详细观察其内部脏腑的情况。

【中说西证】

中医亦有解剖学基础。

【中医内涵】

关于解剖学的内容散见于《黄帝内经》《难经》《欧希范五脏图》《存真图》《医林改错》典籍中，但未能全面概括论述中医解剖学的理论。这也导致有相当一部分人认为中医是没有多少解剖学的，其实不然，中医的解剖学出现时间非常早，"若夫八尺之士，皮肉在此，外可度量切循而得之，其死可解剖而视之"（《灵枢·经水》），这就表明中国有关于解剖的历史记录最早可追溯到春秋战国时期，且"解剖"一词亦为古人所创。在《史记·扁鹊仓公列传》当中就有着"割皮解肌，诀脉结筋"的记载。在《难经·四十二难》中有许多关于解剖的论述，例如"肝重四斤四两，左三叶，右四叶，凡七叶，主藏魂。心重十二两，中有七孔三毛，盛精汁三合，主藏神。脾重二斤三两，扁广三寸，长五寸，有散膏半斤，主裹血，温五藏，主藏意。肺重三斤三两，六叶两耳，凡八叶，主藏魄。肾有两枚，重一斤一两，主藏志"。《汉书·王莽传》也曾记载王莽使太医尚方与巧屠共同活体解剖。

　　然而，为何中医学的理论主干却没有沿着解剖学的方向发展，而是选择了以"精气神"为基础，以藏象、经络为框架的信息观察系统，推测机体生理变化而实施干预呢？原来，医学受到社会人文因素的影响远比其他学科大得多，在其发展过程中，有时被社会伦理、文化价值取向等人文因素所左右。影响中医解剖发展的因素很多，其中最大的因素莫过于儒家的伦理思想。从汉武帝时期开始"独尊儒术，罢黜百家"，儒家"仁"的思想深入人心，医学解剖与人们的观念发生了矛盾，于是不得不作出让步，使科学技术服从于伦理的需要了。譬如，《孝经·开宗明义章》曰"身体发肤，受之父母，不敢毁伤，孝之始也"，这就极大地阻碍了解剖学的发展。但尽管如此，中医的解剖学并没有断流，宋时欧希范、蒙干等起义领袖的解剖事件，以及宋朝泗州犯人尸体解剖事件，先后汇编成了《欧希范五脏图》《存真图》，对后世影响深远。明赵献可在《医贯》中记载[1]："肺两叶白莹，虚如蜂窠，下无透窍，故吸之则满，呼之则虚，一吸一呼，无有穷也"；对肝胆解剖记载"肝独有两叶"，"膈膜之下有肝，……肝短叶中有胆附焉，胆有汁藏而不泻"；对肾的记载是"肾生于脊膂十四椎下两旁各一寸五分，形如豇豆，相并而曲，附于脊，外有黄脂包裹，里白外黑，各有带两条"。对肾的描述，与现代肾的解剖认识基本相同，充分说明了古代医家对人体解剖结构观察之细致，描述之正确。杨继洲在《针灸大成》[2]中描写到"脾重二斤三两，广三寸，长五寸，掩乎太仓，附脊十一椎"；清代王清任历经40余年通过观察死于瘟疫、战乱、饥荒等的尸体，而编著《医林改错》对后世的医学发展有着深刻的影响[3]。如他通过观察证明了肺实为两叶，从而否定了《难经·四十二难》当中的"肺重三斤三两，六叶两耳，凡八叶"的说法。王先生提出的"灵机、记性，不在心，在脑"，主张"治病之要诀，在明白气、血，无论外感内伤，……所伤者无非气血"。但是由于其解剖的方法失当，所以结果可想而知。但这并不影响《医林改错》在解剖史上的地位。

【现代研究】

现代医学解剖学成绩璀璨夺目，但其发展也历经坎坷。起初希波克拉底，临床医学奠基人、医学之父，主张解剖学知识来自动物解剖，这将解剖引入世人的眼中。之后希罗菲卢斯是第一个有记载做人体解剖并系统研究人体结构的人，是公认的西方"第一位解剖学家"及"解剖学奠基人"。现代医学解剖学发展的拐点在文艺复兴时期，达·芬奇和米开朗琪罗等一大批美术家为了让自己的作品更加"以人为本"，更加符合人体构造，都不约而同地偷偷进行了人体解剖，并绘制了上百篇专门的解剖图，这对解剖学的发展起到了不可估量的作用。比利时人维萨里，立足于医学实践的人体解剖学，终于在 28 岁时写出了解剖学巨著《人体构造》[4]。这部著作的出版，澄清了盖仑学派主观臆测的种种错误，从而使解剖学这门基础医学步入了正轨。英国人威廉哈维通过 9 年的实验与观察，写出血液循环著作《心血运动论》，标志着生理学进入新时代。意大利人马尔皮基用显微镜观察到毛细血管，补充了哈维血液循环学说中缺少的部分，即微循环。英国人罗伯特虎克用显微镜发现了细胞，之后荷兰人列文虎克用显微镜观察到红细胞，这证明了马尔皮基的毛细血管血液微循环是可行的，此二人开启了组织学的研究。

【中西会通临证思路】

中国中西医结合的里程是从西方医学传入中国的那一刻开启的。在明王朝的万历年间，意大利传教士利玛窦最早将西方医学传入中国，其所著《西国记法》是第一部传入我国的医学书籍。此后，17世纪初，日耳曼人邓玉函的《泰西人身说概》、意大利人罗雅谷的《人身图说》、法国人皮理的《人体解剖学》等相继传入中国，尤其对我国的医家产生了较大的影响。

尽管现代解剖学已发展到令人惊叹的地步，但也无法从其角度阐明生命与疾病的渊源。譬如，经络的物质结构，一个十分简单的客观存在就是，经络只存在于活体的生命过程中，体亡则消失，不像肌肉、骨骼、血管、神经一样，可以在尸体上寻见。所以，生命现象远不止于现代医学所描述的那样看得见、摸得着。也许能在中医思想理论的指引下，不断运用现代科技手段去探索，才能不断揭示生命与疾病的奥秘。

参考文献

[1] 庞军，廖文彦，唐宏亮，等 . 枢经与赵献可《医贯》学术思想 [J]. 中华中医药学刊，2012，30（11）：2387-2388.

[2] 杨继洲 . 针灸大成 [M]. 北京：人民卫生出版社，2006.

[3] 李燕红，王文学，王雪萍 . 浅谈《医林改错》与人体经络 [J]. 黄河科技学院学报，2020，22（11）：18-19.

[4] 杨亚端, 甄橙 . 古罗马的医学权威：盖伦 [J]. 中国卫生人才，2014（7）：92-93.

（田文选初稿，吴颢修订）

第十一录

凡水肿等证，其本在肾，其标在肺，其制在脾。

【原文释义】

"凡水肿等证，其本在肾，其标在肺，其制在脾。"出自《景岳全书·肿胀》。篇中指出"凡水肿等证，乃脾肺肾三藏相干之病。盖水为至阴，故其本在肾；水化于气，故其标在肺；水惟畏土，故其制在脾。今肺虚则气不化精而化水，脾虚则土不制水而反克，肾虚则会五所诸而妄行，水不归经怎逆而上泛，故传入于脾而肌肉浮肿，传入于肺则气息湍急。虽分而言之，而三藏各有所主，然合而言之，则总由阴胜之害，而病本皆归于肾"。

【中说西证】

水肿病机古今观。

【中医内涵】

中医学对水肿病的描述起源于《黄帝内经》，《灵枢·水胀》曰："水始起也，目窠上微肿，如新卧起之状。"《素问·水热穴论篇》指出："勇而劳甚则肾汗出，肾汗出逢于风，内不得入于藏府，外不得越于皮肤，客于玄府，行于皮里，传为胕肿，本之于肾。"[1]张仲景在《金匮要略·水气病脉证并治》中将水气病分为风水、皮水、正水及石水[2]。中医讲究整体观念，脏腑之间在生理上相互协调，病理上相互影响。急性期多以外邪犯肺为主，肺失宣降，水道不通，泛溢肌肤，发为水肿；慢性期多以正虚为主，多为脾肾虚损，其本质为阳虚水停。本病以正虚为主，肺脾肾三脏失调为本，水湿、瘀血阻滞为标，表现为虚实夹杂的病理过程，此三脏功能失调，致使水湿代谢障碍，停聚体内，泛溢肌肤而致水肿。

一、其本在肾

肾主封藏，肾主水，调节水液代谢，这一功能是通过肾气所司之开阖而实现的。将肾小球的滤过功能视为"开"，则小管的重吸收则属"阖"。开有度则粗去精存，开阖失司则精微外泄、浊毒潴留。水液代谢亦复如是，尽管其与肺之宣降、脾之运化有关，但肾之开阖无度则是"水肿"之本。正如《素问·水热穴论篇》所云"肾者，胃之关也，关门不利，故聚水而从其类也。上下溢于皮肤，故为浮肿。浮肿者，聚水而生病也"[3]。

二、其标在肺

《素问·经脉别论篇》提出"脾气散精，上归于肺，通调水道，下输膀胱"[4]；《医方集解》指出"肺为水之上源"；《灵枢·经脉第十》载"肾足少阴之脉……络肾，属膀胱：其直者，从肾上贯肝膈，入肺中，循喉咙，挟舌本……"[5]。可见肺主治节，通调水道，下输膀胱，并与肾之经脉相连。因此肺系之病灶可循肾之直脉传入肾，肺为外邪循经脉入肾的主要门户。当外邪侵袭，导致肺气失宣，则毛窍闭郁，行走四肢和肌肤的水饮不能化为汗液排出体外，郁于肌膜，则形成溢饮。肺失肃降，不能很好完成下输水液至肾脏及膀胱的作用，故而肺不能行水，致水道不通，导致本病的发生。水液停聚、泛溢于肌肤而成为水肿，而精微物质随之外泄可出现蛋白尿、血尿等症。

三、其制在脾

脾居中焦，为后天之本，气血生化之源，五脏六腑、四肢百骸皆赖其所养，主运化水液，与肾之先天之本互相为用。脾属土，肾属水，水惟畏土，其制在脾。《素问·至真要大论篇》曰："诸湿肿满，皆属于脾。"[6]张景岳云："脾虚则土不制水而反克。"[7]朱丹溪云："脾虚不能制水。"脾主运化，具有布散水精的功能。脾为制水之脏，脾阳不振，脾气受损，饮停中焦，日久形成饮积。故有"诸湿肿满，皆属于脾"之说[8]。

【现代研究】

肾炎可导致水钠潴留和水肿，但其血浆蛋白浓度无显著变化，细胞外液和血容量增加，可引起高血压。既往将这种变化归之于"球-管失衡"，亦即由于肾小球的炎症性病变使其滤过率下降而肾小管对钠的重吸收无变化，导致钠和水的潴留而产生水肿。除了上述因素，还存在肾小管功能异常，包括位于皮质表层的近端小管对液体的重吸收减少、循环中醛固酮含量增多导致继发性钠潴留、急性肾炎时肾脏生成钠利尿因子的缺乏等，钠利尿因子的释放和其作用可能与前列腺素有关。在致病因素作用下，肾小球组织改变，肾脏细胞的增生和肿胀，系膜的扩张和增生，基底膜的增厚和断裂及大量的炎性渗出物使肾小球毛细血管腔狭窄或闭塞，致使有效滤过面积显著减少，或由于有效循环血容量下降，继发性激活交感-肾上腺髓质系统、肾素-血管紧张素-醛固酮系统（RAAS），从而出现肾脏入球小动脉收缩，加重肾小球滤过率下降，导致水钠潴留；同时，肾小管重吸收功能仍可正常运转，导致水钠潴留进一步加重。由此可见，肾小球有选择的滤过和肾小管的重吸收与排泄作用，即为中医理论之"肾司开阖"之意，肾小球滤过功能为"开"，肾小管重吸收与排泄功能为"阖"。已有部分研究表明，肾小球以及肾小管中线粒体功能障碍，可导致细胞骨架蛋白失态，出现肾脏固有细胞的肿胀、增生，后期产生水肿和蛋白尿等临床表现。另有研究表明急性肾小球肾炎或者慢性肾脏病的急性发作时期发展、转归及预后都与肺相关，与呼吸道及皮肤感染相关，其发病机制为溶血链球菌与肾小球基底膜的抗原相同从而发生了交叉反应。

肾病综合征患者大量蛋白尿导致血浆白蛋白水平下降，血管内胶体渗透压下降，有效滤过压增加，使得血浆内液体进入组织间隙，形成水肿；由于血管内液体减少，血容量下降，引起神经-体液调节性反射，表现为交感神经兴奋、肾素-血管紧张素-醛固酮系统激活、血管升压素（AVP）分泌增加等，从而使肾脏对水、钠重吸收增加，进一步加重水肿。可见蛋白（尤其是白蛋白）可归属五行的"土"。同时有研究表明 IgA 肾病也与中医脾胃关系密切，提出"肠-肾关联"学说，认为异常肠道黏膜免疫反应对于 IgA 肾病的发生、进展起着非常重要的作用，即 IgA 异常可以同时影响胃肠和肾脏，许多胃肠道疾病可引发 IgA 肾病，且这类患者发生 IgA 肾病的概率明显高于正常人群 [9]。

【中西会通临证思路】

对于水肿病的认知，无论是中医病机的阐释还是西医病理生理机制的深层次说明，有更多会通融合之处，如肾脏在水盐代谢中的作用、呼吸道感染导致的肾脏病水肿、肾病蛋白尿丢失等等，均从不同角度体现肺脾肾三脏在水肿病中的意义。

水肿病，多为本虚标实、虚实相间之证，临床上除了肺、脾、肾三脏虚损，导致脏腑功能失调，气化、运化、宣降失职等本证，还可见外感风邪、水湿、湿热、瘀血等标证，只有综合本证与标证，明辨虚实，才可更好地临证施治。此即刘宝厚教授所谓"湿热不除，蛋白难消；瘀血不祛,肾气难复"。活血利水相兼者如益母草、泽兰叶、三七、水蛭等，临床效果更佳。通过活血化瘀以改善血液高凝状态和微循环，改善肾血流，促进纤维组织的吸收，恢复肾脏的生理功能，此即所谓"去宛陈莝"[10]。

参考文献

[1] 马莳.黄帝内经素问注证发微 [M].田代华，主校.北京：人民卫生出版社，1998.

[2] 张仲景. 金匮要略［M］. 北京：人民卫生出版社，2005：25–29，43–58.

[3] 杜广中，卜彦青，王华.《黄帝内经》腧穴分类考 [J].中国中医基础医学杂志，2011，17（6）：659–661.

[4] 杨上善.黄帝内经太素 [M].北京：中医古籍出版社，2016：247.

[5] 佟旭，胡镜清. 从病机角度浅析《黄帝内经》审机论治的疾病诊疗体系 [J]. 中医杂志，2020，61（17）：1488-1492.

[6] 黄帝内经·素问 [M]. 北京：人民卫生出版社，2012.

[7] 薛清录. 中国中医古籍总目 [M]. 上海：上海辞书出版社，2007：7，836，917-919.

[8] 于玫. 张仲景脾胃观思想六经辨证浅析 [J]. 环球中医药，2021，14（8）：1446-1448.

[9]COPPO R. The intestine-renal connection in IgA nephropathy[J].Nephrol Dial Transplant，2015，30（3）：360-366.

[10] 孙红旭，戴恩来，曹晓慈. 温阳利水法治疗肾病综合征临床体会 [J]. 辽宁中医杂志，2014，41（01）：57-58.

（蒲晓薇初稿，吴颢修订）

第十二录

肾者，主蛰，封藏之本，精之处也；其华在发，其充在骨，为阴中之少阴，通于冬气。

【原文释义】

"肾者，主蛰，封藏之本，精之处也。其华在发，其充在骨，为阴中之少阴，通于冬气。"出自《素问·六节藏象论篇》。肾为封藏之本，肾不仅能藏精，更重要的是对生命的封藏，即肾的封藏特性表现在全身所有脏腑功能中。人生长在自然界中，人与自然万物是相适应的，肾的这种对生命的封藏正与冬之万物藏伏之性相适应，是自然规律在人体的具体体现。这也正是肾为封藏之本的真正内涵。

【中说西证】

肾是生命活动的基础。

【中医内涵】

一、肾者，主蛰，封藏之本，精之处也

《说文解字》注："蛰，藏也。藏者，善也，善必自隐……

凡虫之伏为蛰。"王冰注释此句为:"地户封闭,蛰主深藏,肾又主水,受五藏六府之精而藏之,故曰肾者主蛰,封藏之本,精之处也。"《类经》曰:"肾者,胃之关也,位居亥子,开窍二阴而司约束,故为主蛰封藏之本;肾主水,受五藏六府之精而藏之,故曰精之处也。"《素问·五运行大论篇》曰:"北方生寒,寒生水,水生咸,咸生肾,肾生骨髓,髓生肝。其在天为寒,在地为水,在体为骨,在气为坚,在藏为肾。"水性沉潜、润下,水旺于冬,冬季严寒,生机蛰伏,万物闭藏,故肾在肌体生长化藏的发展过程中就属于藏的一环,由此归纳出肾主封藏的特性。肾藏精,主生长发育,肾主纳气,摄二便,固胞胎等功能正是肾主封藏的具体体现。

精是构成人体和推动人体生长发育和生命活动的物质基础。肾藏先天之精和后天之精。先天之精又称生殖之精,禀受于父母,与人的生育繁殖有关。后天之精又称脏腑之精,由脏腑化生水谷精微而成,主人体生长发育。肾是先天的根本,接受其他脏腑的精气而储藏起来,五脏的精气充旺,肾精的生成、储藏和排泄才能保持正常。"肾藏精"是肾的重要功能之一,《素问·六节藏象论篇》指出肾为"封藏之本"("封藏"有闭藏、贮藏之义),主要就是体现肾的藏精作用。

二、其华在发

肾其华在发,是指肾的精气充盛,可以显露在头发上,可以视为肾之外候。故《素问》曰："肾之合骨也，其荣发也。"发的生长与脱落、荣润与枯槁，不仅和肾中精气的充盛程度有关，而且还和血液的濡养有关。所以，又有"发为血之余"的说法。但头发的生长，根本在于肾，这是因为肾藏精，精能化血而充养头发的缘故。故《素问·上古天真论篇》曰"女子七岁，齿更发长……五七，阳明脉衰，面始焦，发始堕；六七，三阳脉衰于上，面皆焦，发始白。丈夫八岁，肾气实，发长齿更……五八，肾气衰，发堕齿槁；六八，阳气衰竭于上，面焦，发鬓颁白……八八则齿发去"。在临床所见，凡未老先衰，头发枯萎，或早脱早白者，多与肾中精气亏损有关。

三、其充在骨

肾主骨，是肾之精气具有促进机体生长发育功能的一个重要组成部分。中医学认为，肾藏精，精生髓，髓藏于骨腔之中，髓养骨，促其生长发育。因此，肾—精—髓—骨组成一个系统，有其内在联系。肾精充足，髓化生有源，骨质得养，则发育旺盛，骨质致密，坚固有力。反之，如肾精亏虚，骨髓化生无源，骨骼失其滋养。

牙齿属骨的一部分，故称"齿为骨之余"。既然牙齿与骨同出一源，所以牙齿也依赖于肾中精气所充养。肾精充足，则牙齿坚固、齐全。若精髓不足，则牙齿松动，甚或脱落。对于牙齿松动等病证，临床上亦常采用补肾的方法治疗,多能获效。肾主骨这一理论,近年来通过实验研究,也进一步得到充分的证实。例如研究发现,某些补肾药物,能增加骨的坚韧度,对于某些骨折的病人,采用补肾的方药治疗,多能加速骨质愈合。近年来,根据肾主骨的理论,从治肾入手,治疗多种骨的病变,都取得满意疗效。

四、肾为阴中之太阴,通于冬气

《素问·六节藏象论篇》曰:"心为阳中之太阳,通于夏气……肺为阳中之少阴,通于秋气……肝为阴中之少阳,通于春气……肾为阴中之太阴,通于冬气……脾为至阴之类,通于土气。"因肾在五脏中属水,位居膈下之阴位,主闭藏阴精,故为阴中之太阴,与冬寒之气相应。肾对应的是冬季,从子午流注的角度,17~19时为肾经主时。

【现代研究】

一、西医对"精"的认识

1. 先天之精

中医"脏腑之精"的现代医学本质主要体现为构成脏腑的所有细胞和由细胞外基质、组织液和细胞间信号分子等组成的细胞微环境的有机集合[1],并且现代医学中的干细胞通过增殖分化形成构成机体组织器官的所有成熟细胞。干细胞有胚胎干细胞、组织干细胞和生殖干细胞,它们均由携带父方和母方遗传信息的配子融合而成的受精卵演变而来，它们的功能与个体生长发育、生殖繁衍、维持组织器官结构完整及功能稳定有关。相关研究分析发现[2]，干细胞与先天之精在来源和生理功能方面直接相关，提出了干细胞具有先天之精属性，是先天之精在细胞层次上的存在形式，所以，先天之精的现代医学本质主要体现为干细胞[3]。而与生殖功能密切相关的即为生殖干细胞。研究证实，中医"肾"的实质涵盖了下丘脑-垂体-肾上腺（HPA）轴、下丘脑-垂体-甲状腺（HPT）轴和下丘脑-垂体-性腺（HPG）轴的生理功能，在青春期、生育期及之后的时期，下丘脑-垂体-性腺轴调控生殖内分泌激素发挥促进或抑制生殖功能的作用，如促性腺激素、促卵泡生成素、促黄体生成素、双氢睾酮等。

2. 后天之精

后天之精的现代医学本质主要体现为机体内的水、电解质、维生素、葡萄糖、氨基酸、蛋白质、脂肪酸等生物小分子[4]。清·邹澍《本经疏证》云"肾气者固当留其精而泻其粗也"，精者即为营养物质，粗即代谢产物，这一功能是通过肾气所司之开阖而实现的：肾小球的滤过功能为"开"，肾小管的重吸收功能属"阖"。开阖有度则粗去精存，开阖失司则精微外泄、浊毒潴留。

二、对"肾主骨"的认识

现代组织胚胎学已证实，肾与骨之间发育来源相同[5]。

钙磷是骨骼中含量最高的矿物质，钙磷可以使骨骼强壮。在机体钙磷稳态的维持中，肾脏对钙磷的排泄和重吸收起到了至关重要的作用，主要通过肾小管对钙磷的排泄和重吸收而发挥作用。在成骨过程中，肾脏对钙磷的代谢调节机制作用称为骨盐平衡，由 1,25-（OH）$_2$D$_3$、甲状旁腺素（Parathyroid hormone，PTH）和降钙素（Calcitonin，CT）共同作用于肾、骨等器官，通过局部调控钙和磷代谢使机体中的骨盐能够动态满足骨生长和骨功能的需要[6,7]。肾脏产生骨形成蛋白-7，具有高效骨诱导活性，可诱导间充质细胞向成骨、成软骨细胞分化，进而产生新生骨；推动碱性磷酸酶的表达，修复和重建骨、软骨的缺损。促红细胞生成素（EPO）90% 由肾脏产生，EPO 可促进原始红细胞的增生分化成熟，促进骨髓内网织红细胞的释放，促进骨髓对铁的吸收，有利于红细胞生成，为骨骼的生长发育提供了必要的物质条件，也是"精血同源"的物质基础。

三、对"肾通于冬气"的认识

其含义是肾的生理功能特点与冬天潜伏闭藏的季节特点相适应，并在冬季主导整个机体的生命活动。其内涵体现了中医学用整体思辨的理论思维模式来认识脏腑的功能特性，这种思维模式即人体内在的生理机能与外界时辰季节的更迭具有协同一致的变化规律。有学者认为，"肾应冬"指肾是机体应时而变在冬季起主要调节作用的时间调节系统[8]。肾主生殖的功能在冬季减弱，在夏季增强。相关实验结果显示[9, 10]，生理条件下 SD 雄性大鼠血清中黄体生成素（LH）、睾酮（T）和血浆中促性腺激素释放激素（GnRH）值均为夏高冬低。马淑然等[11]的实验显示大鼠下丘脑、垂体、睾 c-fos mRNA 和 c-jun mRNA 的表达水平均冬季高于夏季，认为"肾藏精应冬"的调节机制是通过对肾所藏的促进生殖之精与抑制生殖之精这两种物质起作用的。

【中西会通临证思路】

一、生殖性疾病从肾论治

补肾益精法治疗少弱精子症不仅有中医理论的支持，亦有西医相关研究的佐证。诸多研究者对中药治疗少弱精子症的机制进行了深入研究，但大部分聚焦于补肾一法[12]。"肾精亏虚—精室失用"为基本病机，可见肾虚夹瘀、夹湿、夹痰等，其中以肾精亏虚夹瘀者最为常见，应用补肾兼活血的治法效果往往优于单用补肾填精法[13]。

二、骨质疏松、肾性骨病从肾论治

在终末期肾病所致的肾性骨病患者中，由于肾脏合成 1,25-（OH）$_2$D$_3$ 作用明显衰退，导致皮肤瘙痒、骨痛、骨吸收甚至自发性骨折等出现，根本在于体内钙磷代谢紊乱，特点为低钙高磷，因此需要补充外源性 1,25-（OH）$_2$D$_3$ 等药物纠正钙磷代谢失衡，改善病情。充分借鉴现代医学研究成果，也是中西结合的宗旨。

三、肾气应于冬对于肾脏病治疗的指导意义

"肾应冬""肾主封藏"理论，即冬季阳气衰少，蛰伏少动，肾与之相应，则肾之阳气闭藏多而鼓动少，即肾封藏精气功能在冬季加强，而外泻精气功能在冬季减弱。当肾病为患，在季节转凉入冬以后，封藏失职，病情都会有不同程度的反复，这提醒我们警醒和告诫患者，在冬季要注意保暖养生，以保存肾气，防止病情复发和反跳。

参考文献

[1] 马迎民,徐德成,范吉平.中医"脏腑之精化生脏腑之气"的现代医学机制 [J].中医杂志，2017，57（12）：996-1001.

[2] 张进、徐志伟,丁富平."肾藏精"的现代实质新理论 [J].世界科学技术：中医药现代化，2010，12（4）：550-552.

[3] 沈自尹.中西医结合肾本质研究回顾 [J].中国中西医结合杂志，2012，32（3）：304-306.

[4] 徐德成,马迎民,范吉平.中医"肾精"的现代医学内涵 [J].中医杂志，2017，58（22）：1891-1897.

[5] 周婉奕,舒惠荃."肾主骨"的现代医学证据 [J].心血管病防治知识，2011，4（2）：46-48.

[6]KHUNDMIRI S J，MURRAY R D，LEDERER E.PTH and Vitamin D[J].Comprehensive Physiology，2016，6（2）：561-601.

[7]LEE JJ，PLAIN A，BEGGS MR，et al.Effects of phospho- and calciotropic hormones on elec-trolyte transport in the proximal tubule[J].F1000Research，2017，3（6）：179-187.

[8] 覃骊兰，蓝毓营，马淑然. 关于中医"肾应冬"理论内涵的探讨 [J]. 中国中医基础医学杂志，2013（5）：482-485.

[9] 刘晓燕，郭霞珍，刘燕池，等."肾应冬"与性腺轴相关性的研究 [J]. 中国医药学报，2003（9）：522-524，575.

[10] 卢全生，郭霞珍，徐砚通，等 . 中医"肾应冬"的实验研究 [J]. 北京中医药大学学报，2001（2）：27-29.

[11] 马淑然，郭霞珍，刘燕池，等."肾应冬"调控机制的分子生物学实验研究 [J]. 中国中医基础医学杂志，2001（12）：16-20.

[12] 王继升，孟繁超，李海松，等 . 补肾法治疗男性不育症相关动物实验 [J]. 中国实验方剂学杂志，2023，29（5）：229-235.

[13] 郭军，王福，张强，等 . 3 种不同中医治则治疗少弱精子症患者的随机对照观察 [J]. 中国中西医结合杂志，2013，33（09）：1170-1173.

（王晓辉初稿，吴颢修订）

第十三录

肺者，气之本，魄之处也；其华在毛，其充在皮，为阳中之太阴，通于秋气。

【原文释义】

"肺者，气之本，魄之处也；其华在毛，其充在皮，为阳中之太阴，通于秋气。"出自《素问·六节藏象论篇》。是对肺藏于内相见于外的高度概括。

【中说西证】

肺本质与呼吸功能。

【中医内涵】

一、肺者，气之本

肺主气包括主呼吸之气和主一身之气。肺的呼吸运动，乃是气的升降出入运动的一种表现形式，肺对全身气机具有调节作用。《素问·至真要大论篇》曰："诸气膹郁，皆属于肺。"肺主气功能障碍则会影响全身气机失调，机体与外界环境气体交换异常，出现咳嗽、喘促、胸闷等症状。要将自然界轻清之气向下向内吸入肺内，需赖肺叶布举，肺体扩张，自然界与肺内形成气压差，清气便从气压高处流入气压低的肺内，完成吸气过程；呼气的形成是由于肺位下降，肺叶收缩，导致自然界与肺内形成气压差，使肺内之浊气从气压高处流向气压低的体外，完成呼气过程。同时，由于肾的封藏、纳气功能，将肺内之清气向下、向内通降，以保持吸气一定的深度。不难看出，清气从体外吸入体内是肺气肃降和肾主纳气功能协同作用的结果，浊气从体内排出体外是肺的宣发作用的结果。肺主宣发主要体现于三个方面：一是通过肺之气化，宣散浊气，即排出二氧化碳；二是将脾转输之津液精微，布散全身，外达皮毛；三是宣发卫气，以温分肉，充皮肤，司开阖，即调控汗液的排泄。肺主肃降亦体现于三个方面：一是吸入清气（即氧气），并向下布散水谷精微，以供脏腑之需；二是布散宗气至脐下，以资先天元气；三是下输水液于膀胱，以成生尿之源。

二、肺主治节

1.调控心律：心搏脉率为心神主宰、心阳推动，然而与"肺朝百脉""肺主气"密切相关。《难经·一难》曰："人一呼脉行三寸，一吸脉行三寸，呼吸定息，脉行六寸。"说明脉搏的节律与呼吸频率有着密切关系，而呼吸频率的正常有序可归属为肺治节功能的正常。其动缓者，除心阳不足外，与肺阳布达不及、肺气宣化不足有关。

2.妇女月经是人体气血相对消长转化的结果。肺属太阴，上应天之太阴（月亮），助心行血，助脾化血。肺主宗气，下于气街、中极，冲任即起于此，与月经关系密切。从月经每月行经一次可知冲任脉中气血充溢的周期也是月周期。故通过"肺主治节"，可在一定程度上调控月经周期。

三、其华在毛，其充在皮

肺合皮毛指的是肺有主持掌管体表皮肤、黏膜、汗腺、毫毛的作用，通过肺气的宣发和肃降作用，能濡养皮毛、充实腠理、防御病邪的侵袭[1]。而肺主"皮毛"不特指皮肤毛发，亦指肺系的抗邪屏障，相当于呼吸道的免疫防御机制[2]，因其在抵抗外邪侵袭时与"肌表"作用相似。肺为皮毛之母，只有"肺朝百脉，输精于皮毛"，皮毛才能固密而卫外坚强，否则皮毛憔悴枯槁，卫外不能而易遭邪侵；皮毛的功能又无时不影响着肺，皮毛功能正常，外邪难犯而肺脏得安，皮毛不固则外邪易入而肺脏难宁。肺主宣发，宣发体内浊气排出体外，宣发水谷精微布散周身，一方面布输卫气外达皮毛以调节腠理，一方面濡养脏腑；肺主肃降发挥着肺之血络吞噬致病因素的功能，宣发肃降相辅相成，肺络内营卫流通以抵御外邪侵入。

四、肺为魄之处；为阳中之太阴，通于秋气

肺在五行属金，魄为金之精。《灵枢·本神》中说："肺藏气，气舍魄。"魂魄合则为实，在心神主导下开展健全的精神活动；离则为虚，失去心神主导，为梦、为幻。《黄帝内经素问注证发微·卷三》曰："秋属金，肺亦属金，故肺主秋。斯时也，手太阴肺者辛金也，手阳明大肠者庚金也，正治其时，秋之日有庚辛，乃肺气之尤旺者。"人体的一切生命活动都与五脏功能密切相关，且无时无刻不在受时间节律的影响[3]。

【现代研究】

在现代医学理论中，肺的宣发肃降即是肺泡内的气体交换过程。由于空气中与肺泡内各种气体的含量不等，产生的分压差为气体交换的动力，直至两者达到动态平衡。肺泡内氧分压比静脉血氧分压高，而二氧化碳分压则比静脉血低，所以氧从外界吸入肺泡，进而向静脉扩散，而二氧化碳从静脉向肺泡扩散，再进一步排出体外。此即对应中医理论中肺主宣发肃降之功，通过呼气排出二氧化碳为宣发，通过吸气摄入氧气为肃降。肺失宣降则气机上逆而致咳嗽、喘促。若久咳不愈，则肺气受损，表卫失固，机体防御外邪能力下降，也易招致外感六淫之邪的侵袭，反复咳嗽，清气不降，浊气不宣，氧气不得吸入肺泡供能，体内二氧化碳不能通过肺泡排出体外，淤积体内，肺泡扩张，发为哮喘、肺气肿、慢性阻塞性肺疾病（COPD）等。COPD 的发病大多不离失宣和失降两端。

从组织胚胎学来看，肺和皮肤均起源于中胚层。肺分化为单层扁平上皮，形成了气体交换的肺泡，用于氧气和二氧化碳气体交换；而皮肤发展成为复层扁平上皮，形成具有呼吸功能的汗腺毛孔，用于体温调节和代谢废物排泄。这也成为中医理论"肺主皮毛"的结构基础。当外感病邪侵袭人体，出现伤寒表实证，其临床症状和西医体温上升期的特点相对应：病原体及其毒素激活机体产生内热原，上移体温调定点，出现发热；体温逐步升高，但卫气闭阻，失去了正常的温煦功能，病原体及其毒素兴奋交感神经，收缩体表微循环进而刺激立毛肌收缩，从而出现"必恶寒"的自觉症状；皮肤黏膜末梢血管的反应机制紊乱，血管高度挛缩影响汗腺，出现"无汗"；代谢增强，组织耗氧增加，呼吸频率、深度也相应增加，即出现"喘"，张口抬肩、鼻翼煽动，是辅助呼吸肌在呼吸困难时的表现，此时即为肺的宣发肃降功能失职。

【中西会通临证思路】

肺主皮毛有组织胚胎学的依据，所以皮毛就成了肺之外围、藩篱，当风寒外邪入侵时皮毛首当其冲，出现浑身发紧、无汗、骨节烦疼、恶寒发热、脉浮紧等征象，中医称之为"表实证"。从现代医学的角度看，"表实证"的病理基础当是皮肤汗腺的痉挛。这与寒主收引的中医理论相契合，而风热袭表或表虚证之恶风、汗出不畅者，仍是汗腺的开阖失调所致。而无论是辛温解表、辛凉解表抑或是辛平解表之药如麻黄、桂枝、防风、荆芥、豆豉、连翘、银花等解表发汗药品，其药理作用都不外乎为解除汗腺的痉挛而使汗液排出。

肺病咳喘日久会出现呼吸日益艰难、呼多吸少，动则更甚的状态，中医称之为"肾不纳气"，故有"肺为气主""肾为气根"之说。现代医学认为此种病理状态的形成，主要是肺泡的开阖功能障碍，特别是肺泡的闭合功能受限，氧气收纳不足。而采用补肾纳气，用药如蛤蚧、紫河车、补骨脂等，都有明显的临床效果。补肾纳气之品为何促进肺泡的收纳功能，需待进一步研究证明。

参考文献

[1] 欧阳兵.肺主皮毛小议 [J].北京中医杂志，1993（3）：15.

[2] 李浩，高雪，侯辉，等.略论肺主皮毛的实质 [J].安徽中医学院学报，1998，17（6）：6.

[3] 郭太品, 梁繁荣, 任玉兰, 等.《黄帝内经》四时与五脏关系及在针灸中的运用 [J]. 中医杂志, 2013, 54（5）: 369.

（王晓辉初稿, 吴颢修订）

第十四录

北方生寒，寒生水，水生咸，咸生肾，肾生骨髓，髓生肝。

【原文释义】

"北方生寒，寒生水，水生咸，咸生肾，肾生骨髓，髓生肝。"出自《素问·五运行大论篇》[1]，其意为：北方应冬而生寒，寒能生水，水能生咸味，咸味入肾而能滋养肾脏，肾能滋养骨髓，肾气通过骨髓而能滋养肝脏。

【中说西证】

肝肾同源（精血同源）的现代医学基础。

【中医内涵】

"肾生骨髓，髓生肝"的理论最早源于《素问·五运行大论篇》[2]，是"肝肾同源"理论的发轫之处。明代医家李中梓在《医宗必读·乙癸同源论》中明确提出"乙癸同源、肾肝同治"的学术思想，标志着"肝肾同源、精血同源"的理论形成。肾属水脏，水为阴，水生咸，则咸属性亦为阴；水能生木，故肾为肝之母，肝为肾之子。肾主藏精，主骨生髓。《素问·宣明五气篇》曰"肾主骨"，肾主骨藏精，精可生髓，髓居骨中，髓可充养骨。《素问·六节藏象论篇》曰："肾者，主蛰封藏之本"[3]，"精之处也，其华在发，其充在骨"，指出骨骼的生长、发充及修复等均依赖肾精滋养。精是构成人体生命活动的有形精微物质，包括先天之精和后天之精。先天之精又称生殖之精，禀受于父母，与人的生育繁殖有关；后天之精又称水谷之精，滋润人体生长发育。肾藏精，肝主疏泄，藏泄互用即为肝肾在机体生殖功能方面发挥协同作用。血的化生，有赖于肾精的气化；肾精的充盛，亦有赖于血的滋养，所以气、津液化而为血，血能化精，血能涵精，此为精血同源。

【现代研究】

促红细胞生成素（EPO）是机体维持红细胞水平的关键物质。胎儿时期EPO由肝脏产生，妊娠晚期完成肝脏向肾脏的转化。正常情况下成人EPO 90%由肾脏产生，约10%由肝脏产生。有研究发现肾切除后肝脏代偿能力增强约达40%，潜在能力达80%[4]。成人由肾皮质管周细胞合成EPO，靶组织是骨髓[5]，可促进红系前体细胞分化，促进晚期红系祖细胞增殖，并向前体细胞分化；加速网织红细胞的释放，提高红细胞膜抗氧化酶的活性，使红细胞生成增多[6]。而骨髓和肝脏的相关性则体现在组织胚胎学发育过程中。骨髓干细胞和肝细胞经历过共同的阶段。胚胎时期造血干细胞由卵黄囊进入胎肝，使胎肝成为造血的主要部位和 B 淋巴细胞成熟的诱导环境，随后造血干细胞迁移入骨髓，成为成体造血的骨干力量，但成体肝脏内仍含有造血干细胞，具备髓外造血的潜能；同时，肝内存在分化潜能的卵圆细胞具有与造血干细胞相似的表型，两者都表达 CD34、Thy-2 和 c-kit mRNA 及蛋白质，表达于造血干细胞的 flt-3 受体 mRNA 也表达于卵圆细胞[7]。因此，补肾生髓化血是通过刺激骨髓造血干细胞增殖、分化，直接促进造血功能而"生血"；同时也刺激骨髓间质细胞增殖、改善造血微环境，间接影响造血机能；通过影响骨髓干细胞转化为肝脏细胞而调控肝再生，即在生理状态下始终存在着骨髓细胞向肝细胞的低水平转化[8]，提示了"髓生肝"的科学内涵。总览上述现代医学机制，已较为系统地阐释了"肝肾同源（精血同源）"的科学内涵。

【中西会通临证思路】

肝肾同源、精血同源的理论为男性不育症从血、从肾论治提供了思路。睾丸间质细胞和支持细胞合成血管内皮生长因子（VEGF），促血管新生、调控睾酮合成和生精细胞的增殖分化；维生素 D 通过维生素 D–FGF23–Klotho 轴与造血功能互相干预影响，临床试验提示维生素 D 可改善特发性少弱精子症，佐证了血在生精、强精中的重要性。临证应重视滋阴、填精、调补气血对男性生殖的相互影响，使得生化有源，注重辨证治疗的整体观。

肾性贫血是慢性肾脏病的常见并发症，外源性 EPO 是最具代表性的治疗药物，近几年发现新的低氧诱导因子（HIF）通路，该类药物可同时促使肾脏和肝脏 EPO 生成增多，刺激骨髓造血。所以对于终末期肾脏病患者来说，肝脏 EPO 的合成同样意义重大。期望中医肝肾同治法在此领域能取得良好疗效，发挥中医药治疗肾性贫血的优势。

再生障碍性贫血的核心病机为造血干细胞受损，发病关键是肾精亏虚，不能主骨生髓，而精血同源，精足则血旺，精亏则血少。现代药理研究显示补肾中药可以促进骨髓细胞的增殖和造血干细胞的发育[9]；温补肾阳法可以改善骨髓中的异常造血，激发骨髓细胞分化，改善骨髓微环境等[10]。可见补肾填精、养血疏肝是治疗慢性再生障碍性贫血的重要枢机。

参考文献

[1] 方药中，许家松 . 黄帝内经素问运气七篇讲解 [M]. 北京：人民卫生出版社，2007.

[2] 姚止庵 . 素问经注节解 [M]. 北京：人民卫生出版社，1962：67-68.

[3] 高士宗 . 黄帝内经素问直解 [M]. 孙国中，方向红，校 . 北京：学苑出版社，2001：127.

[4]OBARA N，SUZUKI N，KIM K，et al. Repression via the GATA box is essential for tissue-specific erythropoietin gene expression[J]. Blood，2008，111：5223-5232.

[5] 刘海云，占诗梦，彭淑红，等 . 葛根芩连汤对肥胖 2 型糖尿病前期胰岛素抵抗伴缺氧大鼠肾组织 HIF-2α、EPO 及 GILUT4 表达的影响 [J]. 中药药理与临床，2024，40（01）：3-8.

[6]ZHANG P，JIANG Y，XU C，et al.Pegmolesatide for the treatment of anemia in patients undergoing dialysis：a randomized clinical trial[J].E Clinical Medicine，2023，65：102273.

[7] 刘皎皎 . "补肾生髓成肝"改善肝癌肝再生微环境治疗晚期肝癌的临床疗效观察及机制研究 [D]. 武汉：湖北中医药大学，2021.

[8]THEISE N D.Liver stem cells[J].Cytotechnology，2003，41（2-3）：139-144.

[9] 宋兴华，赖毛华，刘华，等 . 健脾补肾法对骨髓抑制小鼠造血功能的影响 [J]. 中国中医药现代远程教育，2016，14（24）：140-142.

[10] 陈珮 . 中医治疗血液病名家学术观点撷菁 [J]. 北京中医药，2021，40（05）：466-469.

（蒲晓薇初稿，吴颢修订）

第十五录

夫大人者，与天地合其德，与日月合其明，与四时合其序，与鬼神合其吉凶。

【原文释义】

"夫大人者，与天地合其德，与日月合其明，与四时合其序，与鬼神合其吉凶。"出自《周易·乾·文言》，是对"大人（君子）"品格和行为的高度概括。是指具有高尚品德和卓越才能的人，能够顺应自然规律，与天地、日月、四时和神鬼和谐共处。具体如下：

1.与天地合其德：能够像天地一样，拥有深厚的道德修养和宽广的胸怀，符合自然和社会的法则，促进万物的生长和发展。

2.与日月合其明：如同日月般光明磊落，思想和行动充满智慧，能够照亮他人，指引方向。

3.与四时合其序：懂得顺应四季的变化，行为准则符合事物发展的规律。

4.与鬼神合其吉凶："鬼神"可以理解为神秘莫测的

力量或预兆，"大人"能够理解和顺应这些力量，预知吉凶好坏，作出正确的判断和应对。

【中说西证】

"天人合一"的现代医学研究。

【中医内涵】

中国古代社会一直保持着较为统一的"天人合一"思想。《庄子·知北游》曰："人之生，气之聚也，聚则为生，散则为死"和"通天一气耳"[1]；《黄帝内经》也体现出丰富的"天人合一"思想，是先贤用来认识自然和生命的朴素的辨证思想体系，包括整体思维、系统思维、取象思维等。《周易·乾卦》曰："夫大人者，与天地合其德，与日月合其明，与四时合其序，与鬼神合其吉凶。"[2]更是人与自然和谐的方法和目标。这种"天地德化"的认识，已经是建立在天人"同源、同构、同化"的基础上，《黄帝内经》中认为人体也是天地蕴育的小自然[3]，这是"精气神学说"所达到的哲学思维的最高水平。天地之气的变化，可以主导人的生长、发育、健康，也可以主导疾病的发生。

在天人"同源、同构、同化"的基础上，中医学的辨证思维形成了以元气作为本源，分化为阴阳两种动力，配合五行的运行方式，顺应四时气候变化的生化万物的模式。《素问·阴阳离合论篇》曰："生因春，长因夏，收因秋，藏因冬，夫常则天地四塞，阴阳之变，其在人者，亦数之可数。"四时之气促使五脏的生、长、收、藏功能有序进行，自然界四时与人五脏功能系统的关系并进构成了人与自然的统一整体观。正是人体脏腑顺应自然四时之序，才能在体内协调有序。中医研究发现，"天命"与疾病之间亦有特殊关系，为形成体质因素的关键。五运六气是天人关系最直接的体现和运用，在不同的运气年份，人体的生命特质亦会呈现出体质差异，进而影响后天疾病罹患的倾向性。

《梦溪笔谈·潮汐》曰："卢肇论海潮，以谓'日出没所激而成'，此极无理，若因日出没，当每日有常，安得复有早晚？……月正午而生者为潮，则正子而生者为汐；正子而生者为潮，则正午而生者为汐。"[4]沈括观察并判断海潮的形成与月亮密切相关，认为每日中午，月虽不见，但仍以引力的方式影响着潮汐。如今，人们认识到潮汐是海水在日、月等天体的引力和地球的自转离心力的共同作用下的规则运动。人体"月经来潮"即具有明显的时间节律性。在中医理论中，"轴系统理论"是对月经周期形成的辨证认识。

【现代研究】

以五脏的功能性质和执行结构为线索，以太阳和地球授时因子为重要参考，梳理时间生物学的实验结果和观察资料发现，五脏功能节律的启动结构是下丘脑视交叉上核，反相结构主要是松果体，协动结构主要是下丘脑-垂体-肾上腺轴、下丘脑-垂体-甲状腺轴、下丘脑-垂体-性腺轴[5]。人体脏腑的时序特性与现代神经内分泌学的变化有关，人体只有与光照相应的神经分泌代谢节律有相似性。处于神经内分泌调节高位的松果体所分泌的褪黑素，在生物体内具有调节昼夜节律、季节节律和年节律的生理作用，对全身多系统具有调节功能，表现为白天含量低，夜晚升高，一年当中随着四季的更替变换，表现出自然的升降规律，从而引起内在脏器的一系列同步变化。研究表明褪黑素对下丘脑-垂体-靶腺轴（性腺、甲状腺-和肾上腺）有抑制作用[6-8]。

下丘脑-垂体-肾上腺皮质分泌皮质醇的节律峰值出现于6:00~9:00，谷值出现于21:00。皮质醇对儿茶酚胺的允许作用能提高中枢神经的兴奋性，加强呼吸、心血管功能和能量代谢，使人产生应激反应，反映了中医肝脏的疏泄功能变化，故肝脏疏泄功能节律对应如此；皮质醇对儿茶酚胺的允许作用能使支气管平滑肌舒张，呼吸深度的峰值出现于21:00，谷值出现于9:00，但表达血氧承载能力的血红蛋白、红细胞比容的峰值出现于9:00，谷值出现于21:00，说明中医肺脏主气功能节律的峰、谷值相位在 21:00 或 9:00；皮质醇对胰高血糖素和儿茶酚胺的允许作用和对胰岛素的拮抗作用能使血糖昼低夜高，而能量消耗昼高夜低，故中医肾脏气化功能节律的峰、谷值相位在 3:00 或 15:00[5]。

【中西会通临证思路】

1. 应该培养"与天地合其德，与日月合其明，与四时合其序，与鬼神合其吉凶"的中医药人才，此即张仲景所谓"才高识妙"者，亦即孙思邈所谓之"大医"。

2. 人的生长、发育、健康与疾病的进程，都遵循一定的规律，以下丘脑-垂体-肾上腺轴为典型代表。因此，成为我们临证治疗强有力的客观依据，熟悉掌握药物作用机制，并遵循机体内分泌环境的节律特点，才能做到事半功倍，提高疗效，减轻副作用。例如临床使用足量糖皮质激素治疗肾病综合征，由于肾上腺分泌皮质醇浓度在清晨上升，后逐渐下降，午夜达最低，故采用清晨在自体激素分泌的高峰期顿服糖皮质激素的方式减轻对于肾上腺皮质功能的抑制。

3. 既然宇宙天体的运转是有规律可循，且古人已认识并总结出了"五行"及"三阴三阳"这一宇宙神系的变化法则即"五运六气学"，那么，为中医者理应熟练掌握这一本领，从另外一个层面去把握疾病的形成原因。

参考文献

[1] 张默生.庄子新释 [M].济南：齐鲁书社，1996.

[2] 雷黄伟，庄恒恺，李灿东.从《易经》刚柔思想探寻八纲辨证的思维源头 [J].福建中医药，2019，50（06）：53-55.

[3] 贺娟.从《周易》到《内经》的阴阳观念流变 [J].北京中医药大学学报，2008，31（12）：811-814.

[4] 胡道静.梦溪笔谈校证 [M].上海：上海古籍出版社，1987：833.

[5] 张健雄，王义国，张启明，等.五藏功能节律的执行结构和相位分布 [J].环球中医药，2021，14（12）：2219-2223.

[6]IFIGENIA K A, DAVID F T, TREACHERT M J,et al.Melatonin administration and pituitary hormone secretion[J].Clinic Endocrinology，1998,48：31-37.

[7]KONAKCHIEVA R, MITEV Y, ALMEIDA O F,et al. Chronic melatonin treat-ment and the Hypothalamo-Pituitary-Adrenal axis in the rat：attenuation of the secretory response to stress and effects on hypothalamic neuropep-tide content and release[J].Biol Cell，1997,89（9）：587-596.

[8] 钟历勇，沈自尹，冉瑞琼，等.褪黑素对大鼠下丘脑-垂体-肾上腺轴及免疫功能受抑状态的影响 [J].中国免疫学杂志，2003，（11）：761-764.

（丁照然初稿，吴颢修订）

第十六录

有形之血不能速生，无形之气需当速固。

【原文释义】

"有形之血不能速生，无形之气需当速固。"出自《景岳全书·杂证谟·血证》。张景岳认为："血本阴精，不宜动也，而动则为病。"[1]由于血证的产生多由阳气阴血之平衡被损而致。故张氏说："论治血证，须知其要。而血动之由，惟火惟气，察火者，但察其有火无火；察气者，但察其气虚气实。"因此在治疗暴吐暴衄，失血如涌所出现的血脱这类病证时，主张"有形之血不能速生，无形之气所当速固"，使气旺则血固，阳生阴亦长。

【中说西证】

诊治亡血证的古今异同。

【中医内涵】

《景岳全书》云："人有阴阳，即为气血，阳主气，故气全则神旺；阴主血，故血盛则形强。"[2]气为阳，血为阴，阴阳互为其根，气血相互为用。气是血液生化以及运行的动力，而血是气的生成载体和基础，因而有"气血同源"的理论。气无形而血有质，血之于气，来源相同，化生相同，共居脉中（指营气），互相资生，相互转化，相互制约，血中有气，气中有血，气血相依，循环不息[3]。而其异常变化客观反映了机体的病理变化规律。

亡血又名失血，与《灵枢·营卫生会》篇之"夺血"、《五音五味》篇之"脱血"，辞异义同。《医宗金鉴·订正伤寒论注·坏病篇》注"凡失血之后，血气未复，为亡血虚家"。推究亡血之缘由，多因内伤出血、妇人新产、金刃所伤。唐容川著《血证论》载："刀伤去血过多，伤其阴分，证见心烦、发热、口渴，治宜补气以生血。血足津生则不渴矣"；"如流血不止者，恐其血泻尽，则气散必死。去血过多，心神不附，则烦躁而死"；"如亡血过多，烦躁、口渴、发热、头晕等证。……血虚发竭者，心烦不寐，盗汗身热"。可见无论刀伤失血，还是内伤出血（呕血、吐血、衄血、妇科失血……）均可引起身体气血的损伤、脏腑的失调、阴阳的失调，出现心虚烦躁、口渴发热、头晕、不寐、怔忡、身热、盗汗、自汗，亦可出现喘促、昏愦、神气不续、六脉细微、虚浮散数、手足冰冷、唇口淡白等等。

《血证论》曰："刀伤，血出不止，则气随血亡，而血尽则死也，急用独参汤救之。手足冷，气喘促，再加附

子，以引气归根"；"产后血崩，乃荣气空虚，不能摄血归
经，大剂归脾汤主之。如兼汗出、气喘者，乃是气脱血
散之危证，参附汤加阿胶、熟地黄、茯苓、甘草以救之"。
亡血之证，血出量大，气随血脱，先有亡阴，继而亡阳，
最终阴阳双亡。此种凶险病证，在医疗技术水平并不完
善的古代社会，受限于"有形之血不能速生"的现实，
古代中医先贤提出"大补元气"之法，即"无形之气需
当速固"。固元气,既可以固气以摄血,防止血进一步流失,
又可以固人体之元气根本，补气生津，阳回津生，其血
自生。古人主张以独参汤、参附汤、生脉饮等方药大补
元气。

【现代研究】

亡血症在现代医学疾病中相当于失血性休克，是由
于外伤或内伤疾病或者女性生产等因素所致血管破裂引
起的体内外急性失血，使有效血容量急剧减少、血压下降、
微循环障碍，引起全身组织器官缺血缺氧、代谢紊乱和
功能失调，危及生命。从现代医学的角度看，"有形之血
不能速生"，是古代尚无静脉注射的用药技术，就只能"无
形之气需当速固"，那么，中医所谓的"固气"，究竟能
起什么作用呢？从固气所用的人参就可以推断，固气稳
定血压，毋庸置疑，这对于一个休克病人的抢救来说是

至关重要的，所以古人强调"无形之气需当速固"。在现代医学中，由于静脉注射的广泛普及，有形之血可以速生，即使不能及时输血，但输液也能维持血压的稳定，与此同时，血管活性药物也要常规使用，与古人用人参同理。现代医学由于"有形之血可以速生，无形之气也能急固"，所以能成功地救治每一位失血、失液而导致的休克患者。

现代药理研究表明，人参不仅可以改善心肌代谢、增加心肌能量贮备，还能提高耐缺氧能力，在增强心肌收缩力及增加心输出量方面显示出明显效果，不仅能增强高级神经活动的兴奋性，还能兴奋垂体及肾上腺皮质系统，在治疗失血性休克等提升机体应激反应能力方面具有较好的作用[4]。进一步研究发现，人参皂苷可降低失血性休克大鼠的死亡率，延长生存时间，升高休克大鼠的收缩压、舒张压和平均动脉压，减轻休克后心、肝、肾脏的形态学损伤及改善肝肾功能及微循环；通过保护红细胞膜中的 SH 免受自由基损伤导致的氧化交联，从而下调 Band 3 蛋白的 pTyr 水平，提高 Band 3 蛋白表达的同时提升与糖酵解关键酶及 HBA1 的相互作用，提升红细胞糖酵解能力发挥保护作用。已有学者使用独参汤医治透析性低血压患者（此类患者亦多为透析过程中失液偏多及心功能障碍），发现独参汤可以明显提升血压，缓解症状，降低不良反应发生率，促进康复进程，疗效更好。

此外，有学者通过动物实验发现参附汤对失血性休克大鼠肝脏细胞液糖皮质激素受体具有调节作用，提高受体水平及敏感性，从而改善休克症状，用于"回阳救逆，四肢厥冷，大汗，虚脱"等中医的症候。也有动物实验初步验证了注射用益气复脉冻干粉对于失血性休克大鼠的收缩压降低有显著的改善作用，同时改善相关的血清生化指标水平，且与肾上腺素联用具有协同增效的作用[5]。

【中西会通临证思路】

通过对亡血证病机以及施治策略的古今对比，我们看到医学认知体系以及技术水平的高度进步，对有效治疗的取得至关重要。具体到现实的临床诊疗工作，我们在继承先贤的临证思想基础上，进一步完善和弥补了古时医学技术水平的短板和缺陷，此即笔者一直倡导的"病证结合，优势互补"的中西医结合临床模式。

参考文献

[1] 李志庸. 张景岳医学全书[M]. 北京：中国中医药出版社，1999：1347.

[2] 张景岳. 景岳全书［M］. 北京：中国医药科技出版社，2017：916–980.

[3] 王洪图. 内经［M］.2版. 北京：人民卫生出版社，2011：40.

[4] 吴平凡，陈杨 . 独参汤治疗低血容量休克的临床分析 [J]. 中国社区医师，2020，36（30）：104-105.

[5] 杜韩，魏栋，勾向博，等 . 注射用益气复脉（冻干）对失血性休克大鼠的药效作用研究 [J]. 药物评价研究，2022，45（11）：2257-2262.

（田文选初稿，吴颢修订）

第十七录

菀陈则除之者，出恶血也。

【原文释义】

"菀陈则除之者，出恶血也。"出自《素问·针解篇》。《太素》注："宛陈，恶血聚也。"唐·王冰："菀，积也。陈，久也。除，去也。"可释义为：对于络脉中久积的瘀阻者，必去除之。

【中说西证】

血瘀证内涵之"污秽之血为血瘀"。

【中医内涵】

《灵枢·痈疽》曰："寒邪客于经络之中则血泣，血泣则不通……故曰痈疽。"指出寒邪致血行涩滞，不通则易使血的性状发生改变，趋向于秽浊，此为"污秽之血"形成的早期理论依据。《素问·调经论篇》："帝曰：刺留血，奈何？岐伯曰：视其血络，刺出其血，无令恶血得入于经，以成其疾。"明确提出了"恶血"及其危害。东汉·张仲景在《伤寒论》中论及蓄血证"太阳病六七日，表证仍在，脉微而沉，反不结胸，其人发狂者，以热在下焦，少腹当硬满，小便自利者，下血乃愈。所以然者，以太阳随经，瘀热在里故也，抵当汤主之。"此处所描述的下焦蓄血，因邪热与血互结，血已非正常之血，呈现出"污秽"之态，需峻猛破血之剂以祛瘀。明·王肯堂在《证治准绳·杂病》论及"夫人饮食起居，一失其宜，皆能使血瘀滞不行，故百病由污血者多"，则明确了污秽之血为瘀血的观点，并认为"胞衣难下、胎死腹中"，均为恶血，均需逐瘀，"血污于下者，桃仁煎、代抵当丸、牛膝膏"。

关于"污秽之血为血瘀"的病因病机，外感寒邪、热邪均可导致血液温润之性发生变化，逐渐形成"污秽之血"。《素问·举痛论篇》云："寒气入经而稽迟，泣而不行，客于脉外则血少，客于脉中则气不通，故卒然而痛。"寒为阴邪，其性凝滞收引，寒邪侵袭，血脉拘挛，血行缓慢，甚至停滞，逐渐变得浓稠、秽浊，代谢产物难以排出，阻滞经络气血，发为疼痛、肿块等血瘀之证。外感热邪可煎熬津液，津液损耗，血液浓缩，黏滞性增大，运行不畅，成为"污秽之血"。如《温热论》提到"热邪不燥胃津，必耗肾液"，至于温病后期，热邪与瘀血互结，出现斑疹紫暗、神昏谵语等症状，皆因热邪致血"污秽"为患。

去除络脉恶血的重要治法还包括针刺、刺络放血、

艾灸、推拿按摩等手法，其中以刺络放血法最多。多维
证据体集合最终确定刺络放血疗法的适宜病种依次为带
状疱疹、痤疮、急性扁桃体炎、血管性头痛、下肢静脉曲张、
急性腰扭伤、丹毒早期、麦粒肿、小儿外感发热、脑卒中，
主要为以瘀、毒、实、热为主的各科疾病[6]。已故国家级
名老中医娄绍昆先生曾接诊一偏头痛少年一例，其发作
时头痛欲裂，屡治无效，曾历经北京大学第一附属医院、
北京协和医院等名院诊疗半年，既未明确病因，亦无满
意疗效。待访至娄绍昆先生时，恰逢头痛发作。先生见其
偏头痛侧头皮处有一怒张静脉，乃以三棱针刺之，血疾出，
喷至一米多远白墙上，色甚黑；继以火罐拔之，出黑血
甚多，待血出渐少，少年头痛霍然而愈，后随访数载未犯。
此案可知，血瘀则痛，除恶血则愈。又如出血性脑卒中
急救时，既可西医降压、颅脑腔积血引流等维持生命体征，
又可中医针刺十宣穴、耳尖刺络放血，其可迅速缓解气
血瘀滞、引邪外出，获得更佳疗效。

【现代研究】

"污秽之血"的形成有外源性与内源性两种。外源性
主要是指由理化因素所"污染"血液，而内源性则主要
是指由于多种因素导致败血症、毒血症等。大量病原体
产生的毒素可影响血液状态，使血液中炎性介质、代谢

产物增多，亦类似"污秽之血"。

郭团茂[1]等回顾性分析 114 例严重脓毒症、多器官功能障碍综合征患者，发现血瘀证是入院初最常见的证型之一。有研究证明，活血化瘀药可抑制血小板黏附聚集，改善微循环，降低毛细血管通透性，改善毛细血管渗漏综合征，预防和改善脓毒症[2]。谢礼翔等[3]通过对 80 例脓毒症患者进行对照治疗研究，结果显示益气活血解毒法可明显升高脓毒症患者的抗凝血酶 – Ⅲ（AT– Ⅲ）水平，缩短脓毒症患者的 ICU 住院时间，提高脓毒症患者的 28 天生存率。另有多项研究表明川芎、丹参中的有效成分川芎嗪、丹参酮Ⅱ A 可通过清除氧自由基、抑制炎性因子释放、保护血管内皮和抗凝等作用，对肺、心、肝、肾等重要脏器起到保护，缓解脓毒症的临床症状，减少并发症的发生[4, 5]。

【中西会通临证思路】

高血糖、高血脂、高尿酸血症等代谢产物或相应成分异常增高，导致血液黏滞、血管内皮细胞损伤、微循环障碍等病理变化出现，亦属"污秽之血"，治疗当用活血化瘀之法。有学者用丹参制剂治疗慢性肾功能衰竭而获效，其原理盖出于此。其他糖尿病、高脂血症、高尿酸症以此类推；严重感染性疾病尤其合并弥散性血管内凝血（DIC）者可用抗感染治疗结合清热解毒、活血化瘀，盖叶天士"入血则恐耗血动血，直须凉血散血"之谓也。

参考文献

[1] 曹迎，曲志成，姚卫海，等.脓毒症"凝血障碍—血瘀证—活血化瘀"体系研究进展[J].北京中医药，2016，35（11）：1091-1095.

[2] 王仲，魏捷，朱华栋，等.中国脓毒症早期预防与阻断急诊专家共识[J].中国急救医学，2020，40（7）：577-588.

[3] 谢礼翔，梁群，邢海洋.益气活血解毒法对脓毒症患者AT-Ⅲ的影响[J].辽宁中医杂志，2018，45（4）：732-734.

[4] 应静，吴晋，姚利峰.川芎嗪对脓毒症急性肾损伤小鼠血管内皮细胞的保护作用[J].浙江医学，2021，43（2）：138-142，233.

[5] 黄丹，段钰萍，王学东，等.丹参川芎嗪注射液对严重创伤患者炎性因子影响及预防脓毒症效果[J].现代中西医结合杂志，2017，26（10）：1069-1071.

[6] 吕中茜，公一囡，郭义，等.基于多维证据体的刺络放血疗法适宜病种研究[J].中国针灸，2020，40（4）：450-454.

（白俊嫄初稿，张杰、李赟修订）

第十八录

孙络外溢，则络有留血。

【原文释义】

"孙络外溢，则络有留血。"出自《素问·调经论篇》。"孙络"为经络中最细小的分支，是营卫气血交会及化生场所，"留血"即瘀血。此句可解释为：孙络中的气血向络外溢出时，络脉中会有血液留滞，即瘀血。清·唐容川对此病理现象还有更详细形象的论述，如《血证论·瘀血》："世谓血块为瘀，清血非瘀，黑色为瘀，鲜血非瘀，此论不确。盖血初离经,清血也,鲜血也,然既是离经之血，虽清血鲜血，亦是瘀血。"明确指出不论清血鲜血，只要因故脱离原来循行的经脉，就成了瘀血。

【中说西证】

血瘀证内涵之"离经之血为血瘀"。

【中医内涵】

一、孙络外溢，则络有留血

《灵枢·脉度》曰："经脉为里，支而横者为络，络之别者为孙。"指出从经脉分出的络脉称为十五别络或大络，最细小的络脉称为孙络，分别于体表的为浮络。经络是人体气血的根本通路，经为气血运行的主干道，别络次之，孙络最细最远。《素问·三部九候论篇》曰："经病者治其经，孙络病者治其孙络血，血病身有痛者治其经络……索其结络脉，刺其出血，以见通之。"为后世医家针刺通络奠定了理论基础。《素问·举痛论篇》曰："脉寒则缩蜷，缩蜷则脉绌急，绌急则外引小络，故卒然而痛。""小络"包含孙络，寒邪可导致孙络拘急，卒然疼痛。《素问·缪刺论篇》曰："有所堕坠，恶血留内。"指出跌损劳伤等可损伤经络引起出血证及血瘀证。清代喻嘉言在《医门法律·络脉论》中更加详细论述了络脉的特征："十二经生十二络，十二络生一百八十系络，系分支为一百八十缠络，缠络分支连系三万四千孙络。"他把十二经的络脉分层细化为：络—系络—缠络—孙络，并指出孙络之间有相互络合气血交换的缠绊，这进一步丰富了络脉论述。经络像是人体内部的一张立体网，运行气血，联通脏腑，输送能量，经络通则百病消，不通则百病由生。

孙络就像人体气血网络中的末梢部分，既有渗灌气血、濡养周身组织的作用，同时也是邪气出入的途径之一，而在某些因素影响下，气血不循正常的经络路径运行，而向孙络外部溢出，突破了正常的脉道约束，溢出的气血在络脉中停留积聚，不能正常参与循环，形成瘀血状态。"孙络外溢，则络有留血"，其原因有虚实两端，"虚"为气虚不能固摄，血则外溢，"实"为外感邪气，气血壅滞，损伤脉络，进而引发孙络外溢和留血，以及孙络损伤，如跌打、刀伤等，破坏了孙络的完整性，血流脉外，滞留络脉，形成留血。孙络外溢、络有留血可导致局部出现疼痛、肿胀、瘀斑等症状，留滞的血液阻碍了局部气血的正常流通，不通则痛，故出现疼痛。血液积聚，可形成肿胀，体表的孙络留血，可表现为皮肤瘀斑。若孙络外溢、络有留血的情况得不到及时纠正，留血作为一种病理产物，可进一步影响全身气血的运行和脏腑的功能。瘀血阻滞，可影响脏腑气机，导致脏腑功能失调，如心脉中的孙络留血，导致胸痹心痛的发生；慢性肾脏疾病中，血尿的出现，常为肾之孙络外溢之故，治疗亦需要关注肾络"留血"。

二、离经之血为血瘀

唐容川明确提出"离经之血为血瘀"。不仅指出凡离经之血不论清浊鲜紫，都是瘀血，纠正了世人只认为血块为瘀血而清血不是瘀血的观点，而且还认为"血止之后，其离经而未吐出者，是为瘀血。"(《血证论·吐血》）可见血不在经脉中运行，停留积聚在血脉之外，即为血瘀。不以血之清浊论瘀，只以离经有害论瘀，此因"凡系离经之血，与荣养周身之血已睽绝而不合……此血在身，不能加于好血，而反阻新血之化机"，故有"瘀血不去，新血不生"之论断。唐容川还认为瘀血是有形的邪气，其危害多种多样，且根据部位不同而表现出不同的症状。如瘀血扰心可引起怔忡健忘，瘀血壅肺则阻碍气道，导致咳嗽。随着瘀血的积聚，可能形成结块，阻滞气机，造成腹部或心下的积聚，形成癥瘕；瘀血会化为痰水，血与津液同源，津液因瘀而滞则转化为痰水，进而引发水肿等症。

妇女月经及生育中容易出现血瘀，如果小产可导致离经之血未能排尽而停留在小腹，也属瘀血，比如《金匮要略·妇人杂病脉证并治》："曾经半产，瘀血在少腹不去。"以及《血证论·男女异同论》中言："女子胞中之血，每月一换，除旧生新，旧血即是瘀血。"可知女性经期本应排泄而未排泄之血，亦可视为离经之血的瘀血。

【现代研究】

一、对"孙络"的相关认识

现代医学从大血管依次分出中、小血管及微血管，认为人体全身约有 400 亿根毛细血管，可见"孙络、缠络"

与西医学之中小血管、微血管、毛细血管网及微循环在生理功能上具有高度类似性，它们既是气血会聚之处又是其输布、运行的重要通道，在生理功能上与现代医学数以亿计的毛细血管相类似。

从现代解剖学角度来看，每个肾脏约有 100 万个肾单位，肾单位由肾小体和肾小管构成，肾小球由丰富的毛细血管网构成。肾动脉分支在入肾小体后一般可分为 5 个初级分支，而后汇集成出球小动脉，继而在肾小管周围形成球后毛细血管网，最后汇集为小叶间静脉，这些在结构上与中医关于络脉的描述十分相似。

内科疾病中多种炎症因子可引起血管内皮细胞损伤、微循环障碍或出血等病理损伤，与"孙络外溢，则络有留血"一理，故笔者认为微小的肾小球、肾小管的结构与功能也正是肾之孙络所在，管周毛细血管细长、网状分布、血流缓慢的特点是肾络瘀滞的生理学基础[1]。慢性肾脏病常由某些因素引发免疫反应，大量免疫复合物易广泛沉积于肾小球，继而损伤毛细血管壁的分子屏障、电荷屏障，使其通透性发生变化，导致红细胞、白蛋白等精微物质外漏，引起血尿、低蛋白血症等病变，肾小球内亦出现大量微小血栓。血液里的白蛋白、红细胞等物质，归属于"血"，其漏出即是"外溢"，肾小球内大量血栓，正是血瘀，即为"留血"，其如同失去流动性的死水，阻碍气机升降浮沉，使得慢性肾脏病不断发展。

二、"离经之血为血瘀"的病理基础

"离经之血为血瘀"的本质与现代医学的血管内皮损伤、"凝血－纤溶系统"失衡、"炎症－凝血－铁死亡"交互作用三大机制深度契合。

1. 血管内皮损伤与微血管病变

现代医学研究表明，血管内皮糖萼层（Glycocalyx）损伤及紧密连接蛋白（Claudin-5）下调，则导致血管通透性增加。糖尿病视网膜病变（DR）过程中，高血糖诱导内皮间连接蛋白（如 ZO-1、occludin）表达下调，激活 PKC-β 通路促进 VEGF 表达，破坏血-视网膜屏障，引发硬性渗出及点状出血。高血压性微血管病血管紧张素 II（Ang II）诱导氧化应激，导致内皮细胞凋亡及微动脉瘤形成。内皮屏障修复是治疗早期血瘀证的关键靶点，如联合使用黄芪（调节 NO 通路）与贝伐珠单抗（抗 VEGF）可协同改善 DR 预后 [2]。丹参酮（Tanshinone II A）通过抑制 HIF-1α/VEGF 信号，减少血管渗漏 [3]。凡此等等，皆可视为是中医"脉道不固，血溢成瘀"的科学注脚。

2. "凝血－纤溶系统"失衡与血栓形成

凝血酶受体（PAR-1）过度激活及纤溶酶原激活物抑制剂 -1（PAI-1）基因多态性，导致纤维蛋白清除障碍：血流瘀滞（久卧、手术）易形成深静脉血栓（DVT），从而激活血小板 P2Y12 受体，促进纤维蛋白交联。弥散性血管内凝血（DIC）时，脓毒症诱导组织因子（TF）释放，触发全身性微血栓形成。水蛭素（Hirudin）通过直接抑制凝血酶，减少 DVT 复发率[4]。因此，凝血酶 – 抗凝血酶复合物（TAT）、D- 二聚体升高提示纤溶系统代偿，亦是"瘀阻脉络"的病理学基础。

3."炎症 – 凝血 – 铁死亡"交互作用

脑出血（ICH）后血红蛋白分解产物激活小胶质细胞 TLR4/NF-κB 通路，释放 IL-6、TNF-α（瘀毒化热）[5]。丹参多酚酸通过上调铁蛋白重链（FtH），减轻神经元铁死亡。肾小管上皮细胞（TECs）铁死亡释放高迁移率族蛋白 B_1（HMGB1），激活 TLR4/NF-κB 通路促进纤维化。铁螯合剂（如去铁胺）与活血化瘀中药联用，可协同减轻铁过载损伤。

刘宝厚教授根据多年来对肾脏病的临床研究，提出慢性肾衰竭"瘀血不去，肾气难复"的观点，指出血瘀贯穿慢性肾衰竭始终，是肾衰竭发生发展的重要影响因素，从而依据"离经之血为血瘀"的根本理论，创制了活血止血胶囊，有效减缓了慢性肾脏病的进程。活血止血胶囊主要成分包括三七、琥珀等中药材，治疗因"离经之血"所形成的血瘀状态。这些药材经过科学配比，具有显著的活血化瘀、调理气血功效。它们通过抑制血小板聚集和黏附、促进红细胞变形能力、改善微循环障碍、增强巨噬细胞吞噬功能等多种机制，发挥治疗作用。

三、三七"活血止血、去瘀生新"的现代研究

三七被称为伤科圣药，具有活血止血、去瘀生新的突出功效，其所含的化学成分是其发挥药效的物质基础。李新等[6]研究证实，三七活血作用的药效物质基础为皂苷类成分，如人参皂苷 Rg1、Rd 及三七皂苷 R1 等，其中人参皂苷 Rg1、Rd 不仅具有活血的作用，还具有消炎镇痛的作用，三七皂苷 R1 同时具有抗炎、神经保护等多种作用，三七素、人参皂苷 Rb2 为发挥止血作用的化学成分。该实验证实了三七"活血止血，消肿定痛"的物质成分。李玉卿等[7]研究发现三七总皂苷可作用于血管平滑肌细胞，调节钙离子通道，使血管平滑肌舒张，通过扩张血管而发挥三七的活血作用；三七中的有效成分如人参皂苷 Rg1 等，可抑制血小板膜糖蛋白的表达，减少纤维蛋白原与血小板膜糖蛋白 II b/ III a 受体的结合，通过抑制血小板聚集、降低血液黏稠度、减少血栓形成而发挥三七的活血作用。这些实验证实了三七的"活血"功效。同时三七素又能诱导血小板释放 ADP、钙离子等物质，增强血小板聚集功能，使血小板迅速黏附、聚集形成血小板血栓，堵塞破损血管以发挥三七的"止血"作用。

李玉卿等在研究中还发现三七通过抑制血小板聚集、

降低血液黏稠度以及调节凝血与纤溶系统平衡，减少血栓形成，还可能激活纤溶酶原，使其转化为纤溶酶，促进纤维蛋白溶解，溶解已形成的血栓[7]，此即类似于"祛瘀"的作用。范德生等[8]研究发现，三七总皂苷可促进血管内皮细胞增殖、迁移，诱导血管生成，为组织再生提供血管网络，同时调节成纤维细胞的增殖和胶原蛋白的合成，促进肉芽组织形成和瘢痕修复，从而证实三七促进组织修复与再生，此即"生新"。

【中西会通临证思路】

"离经之血为血瘀"不但在内科疾病的炎症损伤中常见，在外科手术中亦均有发生。手术在去除病灶的同时，也损伤了组织细胞、血管结构，从而导致出血及血瘀的症状。有的人体可以自我逐渐修复，有的则长久难愈。笔者曾接诊一患者头痛三年，既往中西治疗均不见效，详追发病起因，患者渐回忆起头痛初起于一次眼科手术之后，手术乃是金创之伤，必有离经止血，离经之血即为血瘀，遂予以血府逐瘀与通窍活血之合方调治而疗效显著[9]。

参考文献

[1] 李桢.戴恩来教授"毒损肾络"病机观点及其诊治慢性肾

脏病的经验总结 [D]. 兰州：甘肃中医药大学，2016.

[2] 郝雪莲，亢泽峰，陈水龄，等 . 丹参酮ⅡA 对 BN 大鼠脉络膜新生血管 HIF-1α 和 VEGF 表达的影响 [J]. 中国中医眼科杂志，2020，30（03）：166-170，184.

[3] 吴豪，王菁，陈茜，等 . 中药联合抗 VEGF 药物治疗视网膜静脉阻塞性黄斑水肿的疗效观察 [J]. 时珍国医国药，2020，31（01）：117-120.

[4] 赵恒利，崔晞，郭瑞臣 . 水蛭素基础及临床研究发展状况 [J]. 中国药学杂志，2006，（05）：321-324.

[5] 王君君，李建香，张子健，等 . 凉血通瘀方对脑出血大鼠脑组织 TLR4 和 NF-κB p65 的影响 [J]. 中医药信息，2021，38（06）：21-24.

[6] 李新，徐旭，许浚，等 . 基于活血作用的三七粉质量标志物研究 [J]. 世界科学技术：中医药现代化，2022，24（1）：35.

[7] 李玉卿，朱月春，赵文娟，等 . 三七总皂苷免疫调节作用研究进展 [J]. 云南中医中药杂志，2015，36（06）：96-98.

[8] 范德生，甄蕾 . 不同浓度三七总皂苷对 HUVECs 增殖及血管生成的作用研究 [J]. 上海中医药杂志，2020，54：142-146

[9 戴恩来 . 静水流深：中西医学汇通之思维与实践 [M]. 兰州：甘肃科学技术出版社，2019：156-159.

（段淑文初稿，李赟修订）

第十九录

其不痛不仁者，病久入深，荣卫之行涩，经络时疏，故不通，皮肤不营，故为不仁。

【原文释义】

"其不痛不仁者，病久入深，荣卫之行涩，经络时疏，故不通，皮肤不营，故为不仁。"出自《素问·痹论篇》。"涩"在《说文解字》中为"歰，不滑也"；"疏"即为空虚之意；"不通"，是以病机而言；邪气深入，久留不去，损伤营卫，营卫之气运行滞涩，血气衰少，经络空虚，故不通。

【中说西证】

血瘀证内涵之"久病入络为血瘀"。

【中医内涵】

《素问·逆调论篇》以"营气虚则不仁"立论，揭示营卫气化失司，血瘀络阻，形骸失养的三阶段病机传变：营气亏虚则血行涩滞（血瘀），卫气衰惫则津凝为痰（痰阻），营卫失谐则脉道壅遏（络滞），终致气血不濡形体而发为肌肤麻木。清代莫文泉于《研经言·原荣卫》中以"血随荣行，荣伤则瘀；津随卫行，卫衰则停"进一步凝练病机，提出"治血必调荣气之运化，治津当温卫气之通利"的治则。《素问·脉要精微论篇》曰"脉者血之府"，《灵枢·本藏》曰"经脉行血气以营阴阳"，皆印证营卫气化乃气血周流之原动力。然病势迁延者，营卫由虚致滞、气血因壅成瘀，正如《景岳全书·胁肋》所警示"气血盛则流畅，虚则壅滞"之虚、滞、瘀的病理递进，可致中州失运（瘀阻脾胃，精微不布），形骸失荣（痰瘀互结为癥瘕），甚则"久瘀入络，络损及脏"（叶天士"初为气结在经，久则血伤入络"）。王清任提出"元气虚则血瘀，血管无气则留滞"，其"久痛入络，久必及肾"之论，将营卫失司→络脉瘀阻→肾元衰败的动态病机链贯通，构建了从功能紊乱到器质损伤的传变模型。

络脉是经脉支横别出的分支部分，呈网状分布，具有"越分越细、网络周身"的特点。《灵枢·脉度》将其定义为"支而横者为络，络之别者为孙"，强调其从经脉逐级细分，直至末端形成孙络的结构层次。清代喻嘉言在《医门法律·络脉论》中进一步细化络脉系统，提出十二经分出十二大络，大络再分支为系络、缠络，最终形成三万四千条孙络——孙络作为最细小的单位，通过"缠绊"相互联系，构成面状网络，成为气血渗灌脏腑组织、抗御外邪的核心结构。从功能分布看，络脉分为循行于体内脏腑的"阴络"和分布于体表肌腠的"阳络"。阴络为脏腑之络，将脾胃化生的气血输布为五脏六腑之精；阳络则主司卫外，形成机体与外界交互的屏障。这一立体网络不仅是气血运行的通道，更与疾病传变密切相关——叶天士提出"久病入络""久痛入络"，指出外感病由阳络入阴络、内伤病由气分深入血分的规律，即"初为气结在经，久则血伤入络"，揭示了络脉作为病邪传变途径和病理载体的双重角色[1]。

【现代研究】

一、"络脉"的物质基础

中医之"络"与现代医学血管、淋巴管、体液关系密切。吴以岭院士提出络脉可以与微血管系统相联系，强调了微血管是维持脉络末端营卫交会生化中的基本功能单位[2]。在细胞层面，多种细胞类型，包括神经细胞、内皮细胞以及各种免疫细胞等。通过复杂的电信号和化学信号进行信息传递和物质交换，例如，络脉系统中的离子流动性，如K^+、Na^+、Cl^-、Ca^{2+}等，对于维持细胞内外的电生化平衡至关重要[3]。在分子生物学层面，涉及多种信号通路和代谢途径，内皮细胞的保护作用可能与内皮型一氧化氮合酶、内皮素–1等因子的表达水平有关，这些因子在调节络脉微血管的血管张力和血液流动性中起着关键作用[4]。紧密连接蛋白，如闭锁小钙蛋白–1、闭合蛋白和紧密连接蛋白–1的表达也可能影响络脉网络系统的功能，这些蛋白质在维持细胞间隙的屏障功能中起着重要作用[4]。现代医学泛血管系统[5]、神经系统[6]、细胞外液[7]、神经递质[8]、细胞因子[9]等也可以从络脉的角度去认识。

二、"久病入络为血瘀"与纤维化

"久病入络为血瘀"在血液与血管层面的病理表现为三重失衡。微循环障碍：血流动力学紊乱导致红细胞聚集、炎性细胞（如淋巴细胞）血管壁沉积，引发管腔狭窄及痉挛。血液流变学异常：红细胞变形能力下降、表面电荷异常及血液黏度增高，形成"微凝态"。凝血–纤溶失衡：血小板活化释放 TXA2、5–HT 等缩血管物质，协同纤溶活性下降（PAI升高、FIB堆积）及内皮损伤，形成"高凝—血栓—微血管闭塞"恶性循环。此过程印证叶天士"久病必瘀闭"之论，揭示血瘀本质为"血液流态–血管结构–凝血功能"的系统紊乱。

纤维化是"久病入络"的终末病理转归，其发生机制包含：①血管内皮损伤。持续微循环障碍引发缺氧应激，激活 TGF–β 等促纤维化因子。②免疫炎症驱动。T细胞亢进刺激巨噬细胞释放 IL-6、TNF–α，促进成纤维细胞胶原过度合成。③凝血-炎症交互：血小板聚集释放

PDGF、FIB 降解产物，直接激活肌成纤维细胞转化[10]。此类改变在肺、肝、肾、纤维化模型中均被验证，提示纤维化是"血瘀"从功能失调（微循环障碍）向器质损伤(细胞外基质重塑)演进的标志,亦体现中医"络损形伤"的动态病机观。

三、通络类中药保护肾脏的机制

张江华等[11]证实益气养阴通络方（黄芪、地龙等）可抑制 TGF-β_1/CTGF 介导的 ECM 沉积,延缓肾小球硬化；张茹等[12]发现蛭龙胶囊（水蛭、地龙）通过抗凝–抗炎双通路改善肾脏微环境；Wen 等[13]揭示贞清方（女贞子、地龙）下调肾组织 TGF-β_1 表达以拮抗纤维化级联反应；华何与等[14]证实大黄䗪虫超微粉通过调节血液流变学实现肾间质纤维化防治；徐晶等[15]、潘永梅等[16]阐明化瘀通络药（丹参、川芎等）激活 ACE2-Ang-（1-7）-Mas 轴并上调 BMP-7 表达，促进糖尿病肾损伤修复；赵宗江等[17]证明健脾益肾化瘀方通过提升 SOD、NO 水平及降低 MDA 水平拮抗氧化应激损伤。由此可见，通络类中药通过调控纤维化相关因子，激活肾保护信号轴，改善血液流变–微循环，拮抗氧化应激等机制实现肾脏保护，为慢性肾病从"久病入络为血瘀"治疗提供实验与临床证据支撑。

【中西会通临证思路】

综上所述，络病主要表现为神经和血管的病变。在临床上，我们常常遇到如糖尿病并发症及各脏器的微血管病变，此时应采取活血通络法进行治疗。通络药可分为三个层次：第一层次是化痰散结药，如路路通、丝瓜络、漏芦和半夏等；第二层次是活血化瘀药，如当归、赤芍和桃仁等；第三层次是虫类药，如水蛭、地龙和虻虫等，用于剔络通经。

参考文献

[1] 王进.论络脉 [J].辽宁中医药大学学报，2007（06）：3-5.

[2] 常成成，魏聪，吴以岭.脉络学说"孙络－微血管"概念及其临床指导意义 [J].中医杂志，2016，57（1）：7-11.

[3] 陈知水，杨萍，陈旭阳，等.经络系统：人体生物电离子通路网络的探讨 [J].亚太传统医药，2006，2（2）：49-53.

[4] 常成成.脉络学说营卫"由络以通、交会生化"理论指导心"孙络-微血管"病变防治理论与实验研究 [D].南京：南京中医药大学，2017.

[5] 李澎，张占军，王永炎.论脑气络含义及在老年认知障碍疾病中的作用 [J].中国中医基础医学杂志，2016，22（3）：316-319.

[6] 尤良震，赵晨，张晓雨，等.病络理论下泛血管疾病中西

医结合防治理论基础及实施思路 [J]. 中国中西医结合杂志，2022，42（11）：1392-1395.

[7] 张秀玉，郭义，郭永明.试论卫气的科学基础 [J]. 中国中医基础医学杂志，2008，14（1）：12-14.

[8] 黄凯裕，梁爽，孙征，等.艾灸温通效应的启动机制分析 [J]. 中国针灸，2017，37（9）：1023-1026.

[9] 岳增辉，常小荣，严洁，等.隔药饼灸对兔高脂血症合并动脉粥样硬化主动脉血管细胞黏附分子 -1mRNA 表达的影响 [J]. 针刺研究，2006，31（3）：145-148.

[10]HENDERSON NC，RIEDER F，WYNN TA.Fibrosis：from mechanisms to medicines[J].Nature.2020，587（7835）：555-566.

[11] 张江华，陈志强，赵雯红，等.益气养阴消癥通络中药对高糖联合 Ang Ⅱ 培养大鼠肾小球系膜细胞分泌转化生长因子 β_1 和结缔组织生长因子的影响 [J]. 北京中医药大学学报，2012，35（03）：174-177.

[12] 张茹，许筠.浅析蛭龙胶囊治疗糖尿病肾病机理 [J]. 甘肃科技纵横，2012，41（2）：116-117.

[13]WEN XY，ZENG YL，LIU LF，et al.Zhenqing recipe allevi-ates diabetic nephro p athy in experimental type 2 diabetic rats through suppression of SREBP-1c[J].J Ethnophar-macol，2012，142（1）：144-150.

[14] 华何与，吕志平，张红栓，等.大黄䗪虫超微粉剂对肝肾纤维化大鼠血液流变学的影响 [J]. 广东药学院学报，2012，28

（03）：311–315.

[15]徐晶，马二卫，白璐，等．化瘀通络中药对糖尿病肾病大鼠肾皮质血管紧张素转化酶2–血管紧张素（1–7）–Mas轴的影响[J]．中国中西医结合杂志，2014，34（06）：714–721.

[16]潘永梅，陈志强，马赟，等．活血化瘀通络方对糖尿病肾病大鼠肾脏骨形态蛋白7表达的影响[J]．中医杂志，2013，54（19）：1672–1676.

[17]赵宗江，王颖超，杜磊，等．健脾益肾化瘀通络方对糖尿病肾病大鼠氧化应激的影响[J]．北京中医药大学学报，2013，36（03）：161–165，217–218.

（丁照然初稿，张杰修订）

第二十录

　　五劳虚极羸瘦，腹满不能饮食，食伤、忧伤、饮伤、房室伤、饥伤、劳伤、经络营卫气伤，内有干血，肌肤甲错，两目暗黑，缓中补虚，大黄䗪虫丸主之。

【原文释义】

　　"五劳虚极羸瘦，腹满不能饮食，食伤、忧伤、饮伤、房室伤、饥伤、劳伤、经络营卫气伤，内有干血，肌肤甲错，两目暗黑，缓中补虚，大黄䗪虫丸主之。"出自《金匮要略·血痹虚劳病脉证并治第六》。"五劳"一般指的是因久视伤血、久卧伤气、久坐伤肉、久立伤骨、久行伤筋等五种劳损。"羸瘦"即瘦弱的意思。"内有干血"是指由于上述多种损伤因素，导致体内气血运行不畅，瘀血内停，久而干硬，难以消散。"肌肤甲错"形容皮肤失去气血濡养而干燥得像鱼鳞一样。

　　本录的意思可理解为：因久视伤血、久卧伤气、久坐伤肉、久立伤骨、久行伤筋等过度劳累损伤，导致正气极度虚弱，身体消瘦衰弱，脾胃受到严重影响，腹满不适，不能正常进食。饮食不当，损伤脾胃；情志失衡，过度忧伤，则气滞而不行；过量饮用酒水，损伤脾胃运化；性生活不节制，损伤肾中精气；长期饥饿，损伤身体；过度劳累，耗伤精气；经络及营气、卫气受损，均可伤及气血。上述多种损伤因素，导致体内气血运行不畅，瘀血内停，久而干硬，难以消散，皮肤失去气血濡养，干燥得像鱼鳞一样，瘀血内阻，肝血不能上荣于目，眼睛周围晦暗。对于这种内有干血，伴有虚损的病症，治疗原则是"缓中补虚"，用大黄䗪虫丸来活血化瘀、通经消癥、缓中补虚。

【中说西证】

血瘀证内涵之"内结为血瘀"。

【中医内涵】

中医认为血液的正常运行，主要与心、肺、肝、脾等脏的功能，气的推动与固摄作用，脉道的通利，以及寒热等内外环境因素密切相关。生理状态下，血在脉中不断循环流动，"如水之流"，并保持在一定的正常范围内，即为正常之度。凡能影响血液正常运行，引起血液运行不畅的因素无外乎虚实两端。外邪入侵则以寒邪为著，而因于正虚者，则无外乎失阳之温煦、缺气之推动，少阴之润泽。至于因气滞而致瘀者，又属实证之列。

一、气虚血瘀

血能在脉中周而复始地运行，有赖于气的推动，特别是宗气的推动。如《灵枢·邪客》："宗气积于胸中，出于喉咙，以贯心脉，而行呼吸焉。"周学海《读医随笔·气血精神论》："宗气者，动气也。凡呼吸、言语、声音，以及肢体运动，筋力强弱者，宗气之功用也。"如果宗气不足，不能下行推动，脉中的血液就会凝聚而停滞，导致血瘀等病理变化。《灵枢·刺节真邪》："宗气不下，脉中之血，凝而留止。"

二、阳虚寒瘀、阴虚热瘀

阳虚则脉道失于温通而滞涩，阴虚则脉道失于柔润而僵化。津血同源互化，津液亏虚，无以充血则血脉不利。因此，气与津液的亏损，亦能引起血液运行不畅，导致血液在体内某些部位停积而成瘀血。清代医家周学海把血比作舟，津液比作水。津液有载血运行的作用，津液亏耗不能载血运行，则致血行不畅甚至凝滞不通。《读医随笔·气血精神论》曰："血犹舟也，津液犹水也。水非舟不附，舟非水不成。故血以津液为体，而津液以血为用也。"

三、气滞致瘀

气行则血行，气滞则血瘀。若情志郁结，气机不畅，或痰饮等积滞体内，阻遏脉络，都会造成血液运行不畅，进而导致血液在体内某些部位瘀积不行，形成瘀血。

四、寒邪致瘀

血得热则行，得寒则凝。若外感寒邪，入于血脉，或阴寒内盛，血脉挛缩，则血液凝涩而运行不畅，导致血液在体内某些部位瘀积不散，形成瘀血。如《灵枢·痈疽》说："寒邪客于经络之中则血泣，血泣则不通。"《医林改错·积块》说："血受寒则凝结成块。"

五、热邪致瘀

外感火热邪气，或体内阳盛化火，入舍于血，血热互结，煎灼血中津液，使血液黏稠而运行不畅；如《医林改错·积块》说："血受热则煎熬成块。"

关于"内结"血瘀证的治疗，《黄帝内经》中已有明确的治则。如《素问·阴阳应象大论篇》："血实者宜决之。"《素问·至真要大论篇》："疏其血气，令其调达，而致和平"；"坚者消之"；"结者散之"；"留者攻之"。《素问·汤液醪醴论篇》曰："去菀陈莝。"《灵枢·小针解》篇曰："菀陈则除之者，去血脉也。"对"内结"血瘀证提出了以疏决通导为主的基本治疗原则，从而为后世医家研究和发展血瘀证奠定了理论基础。

《伤寒杂病论》首创了瘀血的辨证论治和方剂，制定了桂枝茯苓丸、下瘀血汤、桃仁承气汤、抵当汤、鳖甲煎丸、大黄䗪虫丸、旋覆花汤、温经汤、当归芍药散等方剂。武威汉代医简 92 枚中，记载活血化瘀治法的就有 9 枚，保存完整和比较完整的医药方有 30 多个，涉及内科、外科、妇科、五官科、针灸科等，处方中所列药物近百味。汉代之后，经过唐宋以至金元时期，活血方得到进一步发展与补充。隋唐时代，如《诸病源候论》《千金方》《外台秘要》等书，将瘀血作为一个证候，并在有关疾病（如血证、积聚）的病机中阐述，使活血化瘀治则在理论、方剂、药物等方面得到进一步发展。至清代，血瘀学说有了更大的发展，其中叶天士、王清任、唐容川三位医家，对此作出重大贡献，其中《血证论》明确提到"气结则血凝"，指出气的郁结会导致血液凝聚成瘀。

【现代研究】

"内结为血瘀"类似血液之浓、黏、凝、聚甚至血栓形成等病理改变。当血管内皮细胞受损，会启动凝血系统，血小板黏附、聚集，形成血栓，导致局部血液流动受阻，出现类似血瘀内结的表现。例如冠状动脉粥样硬化，斑块形成使血管狭窄，血流缓慢，局部组织血液灌注不足，就如同中医所说的血瘀状态。又如在一些慢性疾病如糖尿病、高脂血症患者中，常可检测到血液流变学指标异常，可表现为血液黏稠度增加、红细胞聚集性增强、血小板功能亢进等，导致容易在血管内瘀积，形成"内结"；或者其肢体远端神经受损，感觉麻木，亦为"内结"。再如炎症与免疫反应过程中，激活补体系统，引发一系列炎症反应，使得肾小球血管通透性增加，白蛋白外漏，又因血液浓缩、高脂血症而血黏增加，加之纤溶系统失衡、血小板过度激活等因素，慢性肾脏病容易发生血栓并发症，其中肾静脉血栓最为常见，发生率可达50%，此又为"内结为血瘀"在慢性肾脏病中的典型实例。

现代医学研究表明，"浓"主要是指血液或其中成分的浓度增高，表现为血细胞压积增加，血浆蛋白、血脂等浓度增高。"黏"主要是指血液黏稠，表现为全血和血浆比黏度增加。"凝"主要是指血液的凝固性增加，表现为血浆纤维蛋白原增加，凝血功能增强。"聚"主要是指血细胞聚性增加，表现为红细胞和血小板在血浆中电泳缓慢，血小板对各种因素诱导的凝集性增高，红细胞沉降率加快等。由于上述变化均能导致血液运行不畅，血栓容易形成。

活血化瘀通络的多种中药具有改善微循环、抗血小板凝集的作用，如地龙能够抑制血小板聚集，对改善机体组织微循环及高凝状态具有积极作用[1]。红花具有扩张冠状动脉、降低血脂、提高动脉粥样硬化斑块稳定性、抗血栓等作用，其主要成分是羟基红花黄色素A，其具有抑制脂质过氧化反应、清除自由基、保护神经元细胞膜等作用，能够改善患者的神经功能。丹参主要成分丹参酮Ⅱ A能够稳定动脉粥样硬化斑块，能够调节机体血脂代谢，同时可降低机体凝血活性，对 G 蛋白偶联受体 P2Y12 产生抑制作用，可降低血小板凝集数量[2,3]。

此外，对于"内结"血瘀证证型的本质认识，譬如气虚血瘀者，可从血液中红细胞表面电荷数相对减少导致红细胞间的斥力减少而引力增加，从而使血液凝聚的研究中得以证实；气滞血瘀证的病理基础在于血管痉挛收缩，血运受阻。也就是说气滞即为现代医学之平滑肌痉挛，理气止痛之中药皆有解痉挛之药理作用，反之亦然。益气活血以"补阳还五汤"为代表，而"血府逐瘀汤"即为理气活血的经典方剂。至于阳虚者则为气虚之进一步发展而致，阴虚血瘀者，则与血液中津液减少、血液浓缩有关。

【中西会通临证思路】

笔者[4]认为，治疗"内结"血瘀证应分为以下四个层次：

一、和血法

即针对血脉不和者，"不和"包括血脉不足、血脉不温、血脉不畅、血脉无力等状态。和血之品具有养血和血作用，包括当归、丹参、白芍、何首乌、阿胶等，温通经脉的新绛、月季花、代代花、佛手、麻黄、桂枝等也有一定和血的作用。

二、活血法

即针对血脉的浓黏状态及功能明显不足者而用，常用药物如赤芍、桃仁、红花、姜黄、川牛膝、益母草、三七、郁金、五灵脂、蒲黄、鸡血藤等。

三、化瘀法

即针对血脉的凝聚甚至有血栓形成者，常用药物有三棱、莪术、水蛭等。

四、逐瘀法

即针对蓄血证、内有干血、胎死腹中、胞衣难下等，常用破血逐瘀之峻猛方剂，如桃核承气汤、抵挡汤、大黄䗪虫丸等，药用大黄、䗪虫、虻虫等。

参考文献

[1] 窦维华，陈燕，杨俊威，等.虫类药治疗缺血性脑卒中临床研究进展 [J]. 中国中医药信息杂志，2019，26（10）：142-144.

[2] 叶泰玮，田瑞，丁志远，等.红花 – 桃仁配伍对寒凝血瘀模型大鼠血液流变学的影响 [J]. 时珍国医国药，2023，34（10）：2392-2394.

[3] 黄丹，段钰萍，王学东，等.丹参川芎嗪注射液对严重创

伤患者炎性因子影响及预防脓毒症效果 [J]. 现代中西医结合杂志，2017，26（10）：1069-1071.

[4] 戴恩来 . 静水流深：中西医学汇通之思维与实践 [M]. 兰州：甘肃科学技术出版社，2019：102-103.

（李文亚初稿，李赟修订）

第二十一录

平治于权衡，去宛陈莝。

【原文释义】

"平治于权衡，去宛陈莝。"出自《素问·汤液醪醴论篇》。"平治"即恢复平衡的治疗；"权衡"本义指秤，权为秤砣，衡为秤杆，在此引申为衡量、斟酌之意。"去宛陈莝"中，"去"即去除；"宛"通"郁"，有郁结、瘀滞之意；"陈"指陈旧、久积；"莝"原意为铡碎的草，这里引申为排出、清除。本录的意思是治疗疾病要权衡各种因素，去除体内郁积陈旧的代谢产物，包括瘀血、痰湿等，使人体阴阳、气血重新回归平衡。

【中说西证】

活水利水之今古对话。

【中医内涵】

《黄帝内经·素问》王冰注曰："去宛陈莝，谓去积久之水物，犹如草莝之不可久留于身中也。"杨上善《黄帝内经太素·知汤药》将此句在"陈"字后点句，为"去宛陈，……"杨注曰："宛陈，恶血聚也。有恶血聚，刺去也。"又有《黄帝内经太素·九针要解》注曰："宛陈，谓是经及络脉聚恶血也。"

张志聪在《黄帝内经素问集注》中将"莝"注解为腐秽之物，并认为其病位在脾胃，脾因腐秽之物而实，脾家实则不能为胃行其津液，津液不散而下输膀胱，治当运脾气，脾气运则腐秽去，如："积者谓之菀，久者谓之陈，腐者谓之莝。夫脾主为胃行其津液，灌于四脏，行于四肢，充于肌肉。脾家实，则不能行其津液而下输膀胱，是以腐秽当去，而后形复也。"

水肿是体内水液潴留，泛溢肌肤而致头面、眼睑、四肢甚至全身浮肿的一类病症，水肿在慢性肾脏病中多见，如急、慢性肾炎，肾病综合征等，"去宛陈莝"是水肿的治法之一。中医认为水病与血病息息相关，《素问·水热穴论篇》云："其本在肾，其末在肺。"《金匮要略·水气病脉证并治》有云："血不利则为水。"瘀血停留，水行不畅，水液充廓而成水肿；水肿又导致脉道不利，血行受阻，血与水的异常运行形成恶性循环加重病情。二者的关联在《血证论》中有更直接的论述："病血者未尝不病水，病水者未尝不病血也。"

【现代研究】

现代医学已证实，多数肾小球疾病是免疫反应介导性炎症疾病，而免疫反应是肾小球疾病的始动机制。因多种因素，大量免疫原复合物在肾小球的广泛沉积，长期不去，则引发了肾脏后续的一系列损伤。这些在肾小球上大量沉积的免疫复合物，影响肾小球毛细血管壁免疫屏障及细胞屏障，导致通透性增加。刘朝臣等[1]研究认为，肾小球疾病的主要病因和发病机制有免疫复合物沉积、系膜细胞增殖和基质增加、肾小球毛细血管内凝血、肾小管狭窄及微血栓形成等，这与瘀血可致水肿的中医理论不谋而合。

现代医学认为肾性水肿是由于机体蛋白代谢紊乱引起血浆胶体渗透压降低，水分进入组织间隙甚至体腔，从而产生皮下水肿及腹水、胸水，若出现下肢不对称性水肿、单侧胸水、经治疗后皮下水肿消散而腹水持续存在等情况则多考虑是血液的高凝状态形成静脉血栓所致[2]，应予以抗凝、抗血小板聚集类药物[3]。但此类药物大多是通过肾脏进行代谢，会增加肾功能不全患者的出血风险，活血化瘀类药物能扩张血管，改善微循环，增加局部血流量，从而有利于水液的代谢和排出，所以在选择合适的治疗药物及剂量的同时服用活血化瘀类中药会取得协同增效的作用。

【中西会通临证思路】

以活血之法而治水病，历来已久，但在明确诊断的肾小球疾病中运用活血化瘀法，则始于20世纪70年代，代表医家为山西中医研究所的于家菊先生，所创方剂为"益肾汤"（系桃红四物汤合五味消毒饮加减而成）。之后，全国首届名中医刘宝厚教授提出了"瘀血不祛，肾气难复"的学术思想，揭示了肾病过程中血瘀证的普遍存在。笔者临床治疗肾小球疾病水肿时常在处方中加入活血化瘀药当归、川芎、丹参、赤芍、桃仁、红花、三七、鸡血藤等，特别是兼有活血利水之功用的益母草、泽兰、水蛭者，颇多常用。

参考文献

[1] 刘朝臣，马进. 从瘀论治肾性水肿 [J]. 实用中医内科杂志，2012，26（18）：58-59.

[2] 谌贻璞，陈洪宇，刘宝利，等. 肾性水肿的中西医结合诊断与治疗 [J]. 中国中西医结合肾病杂志，2020，21（09）：843-846.

[3] 吕佳璇，李月红. 抗凝药物和抗血小板聚集药物在慢性肾脏病患者中的应用 [J]. 临床内科杂志，2020，37（08）：600-602.

（段淑文初稿，李赟修订）

第二十二录

开鬼门，洁净府。

【原文释义】

"开鬼门，洁净府。"出自《素问·汤液醪醴论篇》。王冰注曰："开鬼门，是启玄府遣气也；洁净府，谓泻膀胱水去也。"张介宾《类经十二卷·论治类十五》云："鬼门，汗空也，肺主皮毛，其藏魄，阴之属也，故曰鬼门。净府，膀胱也，上无入孔而下有出窍，滓秽所不能入，故曰净府。"可见"鬼门"即指汗孔，也称为"玄府"，"开鬼门"即为发汗；"净府"是指膀胱，"洁净府"即为利小便。整句可理解为：治病法门，因势利导，可用汗法，使邪从表随汗出而愈，亦可利小便，使邪从下出而愈。

【中说西证】

"开鬼门，洁净府"的现代意义。

【中医内涵】

中医对水肿病的治疗，常常运用"开鬼门，洁净府"

的方法，使停留于体内的风水诸邪，或随汗而出，或从小便而出。《黄帝素问直解·汤液醪醴论第十四篇》云："开鬼门，乃开发毛腠而汗出也。"《类经·汤液醪醴病为本工为标》云："邪在表者散之，在里者化之，故曰开鬼门，洁净府也。"张仲景在《金匮要略·水气病脉证并治》提出了该治法的运用原则，即"腰以上肿当发汗，腰以下肿当利小便"。因腰以上肿，病邪多在上在表，故以发汗法使水气从汗而泄；腰以下肿，水邪聚结在里在下，故利小便使水湿从下而去。肺主行水，通调水道，发汗药物助肺脏恢复宣发肃降的生理功能、调节腠理汗孔开阖、调和营卫给邪以出路，从而减轻水肿，改善脏腑的功能。而肾者主水，水为阴，其势趋下，肾失气化，则小便不利，水液不能排出体外发为水肿，临床当通利小便则气化得司。"府"即膀胱，为津液之腑，生理上和肾脏互为表里，气化以助水液排泄顺畅。利小便之中包含温通气化之意，比如五苓散中用桂枝，桂枝本无利尿之效，却能够入足太阳膀胱经以温阳化气，阳气运化有权，则水肿亦可消。

张仲景《金匮要略·水气病脉证并治十四》曰："病水腹大，小便不利，其脉沉绝者，有水，可下之。"用十枣汤、己椒苈黄丸以利水攻下。十枣汤由芫花、甘遂、大戟三味峻烈逐水药为主，另加大枣十枚缓和药性并保护脾胃。其中芫花善消胸胁伏饮，甘遂善行经隧水湿，大戟善泄脏腑水湿，三药合用，逐水之力甚强；大枣十枚，大量以缓和诸药之烈并益气护胃。己椒苈黄丸包含防己、椒目、葶苈子、大黄，其中防己长于清湿利水，椒目消除腹中水气，葶苈子泄降肺气、消除痰饮，大黄泻热通便，诸药合用，使水饮之邪从大小便而去。因此，通过通利大便来治疗水肿，逐渐发展为后世所说的攻下逐水法。

【现代研究】

现代医学研究发现，发汗法治疗水肿病证，尤其是肾性水肿，是通过调节水通道蛋白（AQP）、瞬时受体电位离子通道（TRPC）以及白细胞介素 –21（IL–21）的表达而发挥作用[1]。麻黄中麻黄碱其利水消肿机制，可能与降低肾脏水通道蛋白 AQP1 和 AQP2 的表达有关[2]。葶苈子主要通过降低血清 Na^+、心钠素（ANP）、脑钠素（BNP）、肺 AQP3、肾脏 AQP1 与 AQP2 水平以发挥利尿作用[3]。醋炙甘遂在中、低剂量均表现出一定的利尿作用，并能够减轻肾脏毒性[4]。

现代药理学研究表明，真武汤通过兴奋下丘脑–垂体–肾上腺、下丘脑–垂体–甲状腺以温肾阳，降低一氧化氮及内皮素，抑制心肌细胞凋亡以温心阳，通过调节渗透压及水通道蛋白增加尿量以利水[5]。五苓散可增加大鼠血清 Na^+ 排出，表明其利尿作用可能通过排钠作用实现，桂枝发挥利尿作用的主要活性成分为桂皮醛，桂皮醛是挥发油，不溶于水，水提物中桂皮醛含量低，五苓散去桂枝加桂皮醛组能降低大鼠血浆肌酐、血浆丙二醛、谷胱甘肽含量，提高 24 小时尿量，肾脏病理改善更明显 [6]。此外，外治法在临床应用中也受到医家重视，如中药熏洗、足浴等，通过透皮吸收进入血络经脉以通经活血，辛温发汗，减轻水肿 [7]。

【中西会通临证思路】

解表除肿法常用于水肿初起，且兼有表证者，如急性肾小球肾炎之水肿者。祛风解表，不仅有助于水肿的消褪，还可减轻甚至于消除免疫反应而使肾炎病情向愈。临床上常见有慢性病患者遇感冒加重，治疗后竟诸症见消者便是其例。然而，临床上更多的情形是，急性肾炎经"开鬼门，洁净府"之后虽水肿可消，但尿蛋白、隐血等却不易消除，必祛邪务尽，需要近三个月甚至半年时间的清利治疗，方可收功。笔者在随刘宝厚教授侍诊时见一急性肾炎患儿，病情缓解后听信他人"食补"之说，大量食用甲鱼等滋补之品，导致病情反复，又见尿蛋白，此正属中医所谓"滋腻助湿留邪"者，后经长时间的调理才得以复归稳定。

参考文献

[1] 姚天文，韩世盛，王怡. 发汗法治疗水肿病证的源流及实质探讨 [J]. 中华中医药杂志，2019，34（11）：5156-5159.

[2] 李苗，曾梦楠，张贝贝，等. 麻黄水煎液及拆分组分对肾阳虚水肿大鼠的影响 [J]. 中国实验方剂学杂志，2017，23（23）：91-96.

[3] 曹雅雯，汤岐梅，侯雅竹，等. 葶苈子治疗心力衰竭的药理研究进展 [J]. 中西医结合心脑血管病杂志，2019，17（20）：3123-3126.

[4] 刘艳蕊，郝蕾，王婷婷，等. 醋甘遂与炙甘草配伍对癌性腹水模型大鼠细胞色素氧化酶基和蛋白表达的影响 [J]. 中药新药与临床药理，2021，32（11）：1640-1647.

[5] 鞠静, 杜武勋. 真武汤药效物质基础及温阳利水机制研究 [J]. 吉林中医药，2016，36（7）：719-723.

[6] 龚友兰，黄惠芬，刘珍，等. 五苓散治疗肾系疾病临床及试验研究进展 [J]. 中国实验方剂学杂志，2021，27（13）：199-206.

[7] 张晓茹. 中药沐足按摩配合中药内服治疗肾性水肿的护理效果 [J]. 双足与保健，2019，28（15）：191-192.

（于文霞初稿，李赟修订）

第二十三录

善补阳者，必于阴中求阳，则阳得阴助，而生化无穷；善补阴者，必于阳中求阴，则阴得阳升，而泉源不竭。

【原文释义】

"善补阳者，必于阴中求阳，则阳得阴助，而生化无穷；善补阴者，必于阳中求阴，则阴得阳升，而泉源不竭。"出自明代张景岳所著《景岳全书·新方八略》。原文的意思是，天地万物蕴含阴阳，而阴阳互根、互生。基于此根本法则，欲更好补益阳者，必阴足为前提，从阴中求阳，则阳得阴的资助而生化无穷，源源不断；欲更好补益阴者，必以阳盛为有望，从阳中求阴，则阴得阳的温煦升发，犹如泉水有源，连绵不绝。

【中说西证】

阴阳互根、阴阳互生的物质基础。

【中医内涵】

天地造化万物寓阴阳之变，名虽不同，属性相异，实则为一，阴阳化生，阴即是阳，阳即是阴，是以老子《道德经》曰"同出而异名"。中医阴阳学说起源于《易经》，成熟于《黄帝内经》，中医理论体系中最核心的当属阴阳学说。《黄帝内经》中"阴阳者,互根互用也","孤阴不生，独阳不长"等论述，强调阴阳的相互关系，认为阴阳之间存在着相互依存、相互促进的关系，这是"阴中求阳，阳中求阴"观点的重要源头，为张景岳这一论点奠定了理论基础。

"善补阳者，必于阴中求阳。"在治疗阳虚证时，除了使用补阳药物，需配伍补阴药物。因为阳根于阴，补阴可以帮助阳气更好地生成和发挥作用。如《景岳全书》记载右归丸，由熟地黄、炮附片、肉桂等十味中药组成，方中附子、肉桂、鹿角胶为君药，发挥补肾虚作用；熟地黄、山萸肉、枸杞子、山药为臣药，滋阴补髓，发挥阴中求阳作用；菟丝子、杜仲为佐药，健腰膝；当归为使药，养精血。诸药合用，肝脾肾阴阳兼顾，仍以温肾阳为主，妙在阴中求阳，使元阳得以归原，是中医治疗肾阳亏虚证的经典名方。

"善补阴者，必于阳中求阴。"治疗阴虚证时，在使用补阴药物的基础上,加入少量补阳药物。由于阴赖阳升，阳气能够推动津液的生成和输布，从而使阴液得以源源不断地生成，即阴得阳升而泉源不竭。《景岳全书》卷五十一所记载的左归丸，由熟地黄、山药、枸杞子、山茱萸、川牛膝、菟丝子、鹿角胶、龟甲胶组成，被称为壮水之主的第一方。熟地黄为君药，滋阴补肾、填精益髓；臣药以龟甲胶、鹿角胶血肉有情之品，峻补精髓，其中龟甲胶甘咸而寒，善补肝肾又能潜阳，鹿角胶甘咸微温，益精补血又能助肾阳，有"阳中求阴"之效；山茱萸养肝滋肾、涩精敛汗，山药补脾益阴、滋肾固精，枸杞子补肾益精、养肝明目，菟丝子平补阴阳、固肾涩精，川牛膝益肾补肝、强腰壮骨，俱为佐药。以上诸药相配伍，共奏益肾滋阴、填精补髓之功，主治真阴不足证，其证表现为腰膝酸软、头晕眼花、耳聋失眠、滑精遗精、自汗盗汗、口燥舌干等。又如理阴煎，通治真阴虚弱之证，方中除熟地黄、当归补阴血药外，并与干姜、炙甘草、肉桂等补阳药合用，使阳生阴长而化源不竭，从而达到补阴的目的。再如在临床中对失眠的治疗，心肾不相交之失眠，可选用"壮水之主，以制阳光"之孔圣枕中丹交通心肾，通过滋补肾水以抑制心火上炎，达到宁心安神、阴阳调和的状态。

【现代研究】

一、"善补阳者，必于阴中求阳"的现代医学研究

李小明等[1]通过采用氢化可的松诱导小鼠阳虚而建立阳虚动物模型。联合用药组给予补阳药如淫羊藿配伍一定比例的滋阴药熟地，与单纯使用补阳药相比，结果发现，联合用药组小鼠的免疫器官指数（如胸腺、脾脏指数）显著提高，血清中免疫球蛋白（IgG、IgM 等）水平升高，T 淋巴细胞亚群比例更趋合理。赵强等[2]在研究肾阳虚与内分泌关系时发现，肾阳虚患者或动物模型常出现下丘脑-垂体-性腺轴功能减退。给予补肾阳药物如菟丝子、肉苁蓉等的同时配伍滋阴药女贞子等，实验结果显示，联合用药可使下丘脑促性腺激素释放激素（GnRH）、垂体促性腺激素（LH、FSH）以及性腺睾酮水平明显升高，且调节效果优于单纯使用补阳药。陈刚等[3]在心肌缺血动物模型研究中，采用补阳药如黄芪等配伍滋阴药麦冬，结果显示联合用药组能显著降低心肌梗死面积，改善心肌缺血再灌注损伤，提高心肌细胞的活力和能量代谢水平。这些均表明在补阳过程中配伍滋阴药，可更好地调节机体多种功能，在部分方面验证了"善补阳者，必于阴中求阳"的科学性。

二、"善补阳者，必于阳中求阴"的现代医学研究

王芳等[4]采用甲状腺素灌胃造成小鼠阴虚而建立阴

虚动物模型，联合用药组给予滋阴药生地黄加入少量补阳药附子，与单纯使用滋阴药对比发现，联合用药组小鼠的阴虚症状得到更明显改善，淋巴细胞转化率提高，自然杀伤细胞（NK细胞）活性增强。刘华等[5]研究发现，联合用药组为在滋阴治疗的基础上配伍补阳药，可更好调节甲状腺轴功能，使甲状腺激素（T_3、T_4）水平恢复正常，同时改善下丘脑–垂体–甲状腺轴的反馈调节机制。孙丽等[6]在实验中发现，在改善血管内皮功能方面，采用滋阴药配伍补阳药也有良好效果。例如，给予滋阴药生地联合补阳药肉桂，可使血管内皮细胞分泌的一氧化氮（NO）水平升高，内皮素–1（ET–1）水平降低，从而改善血管内皮功能，调节血管张力。这些实验从一定角度验证了"善补阴者，必于阳中求阴"的理论。

【中西会通临证思路】

阴阳化生在低血溶性休克救治中的应用启示：低血溶性休克的现代医学救治中，首先应予以快速补液，对于血压不稳者需用去甲肾上腺素等血管活性药物升压治疗，从西药中用的视角看，肾上腺素属阳性，可提升血压；但部分患者在液体补足后血压仍然长时间不稳，需升压药长期维持，这是临床中较难处理的问题。从中西医结合医学视角看则知其病机，体液属阴，快速失血，或剧烈呕吐、腹泻、大汗等导致体液大量丢失，使有效血容量急剧下降，导致亡阴，同时阴损及阳，阳气亏损。快速补液虽能使阴的量短期补足，但阳仍未足，血脉中缺乏推动及固摄之阳气，故血压长时间不稳定。此时如用附子类或者参附注射液扶助阳气，其效必佳。此亦即"善补阴者，必于阳中求阴"之用。

参考文献

[1] 李小明，赵素芝，武中建，等.阴阳互根理论在调节免疫功能中的实验研究 [J].中国中医基础医学杂志，2018，24（5）：623-625.

[2] 赵强，沈艳莉，何力，等.阴中求阳法对肾阳虚模型下丘脑-垂体-性腺轴功能的影响 [J].中国药理学通报，2020，36（3）：421-425.

[3] 陈刚，罗向霞，李欢，等.阴中求阳法对心肌缺血再灌注损伤保护作用的研究 [J].中国中药杂志，2019，44（15）：3311-3316.

[4] 王芳，张定华，邢福军，等.阳中求阴法对阴虚模型小鼠免疫功能的影响 [J].中药药理与临床，2019，35（2）：123-126.

[5] 刘华，郭敏，俞小艳，等.阳中求阴法调节甲状腺轴功能的实验研究 [J].中国实验方剂学杂志，2021，27（10）：111-116.

[6] 孙丽，查成喜，夏锦堂，等.阳中求阴法对血管内皮功能影响的实验观察 [J].中华中医药杂志，2022，37（7）：4051-4054.

（蒲晓薇初稿，张杰、李赟修订）

第二十四录

阳气者,烦劳则张,精绝。辟积于夏,使人煎厥。目盲不可以视, 耳闭不可以听, 溃溃乎若坏都,汩汩乎不可止。阳气者, 大怒则形气厥, 血菀于上使人薄厥。血之于气并走于上, 使人大厥, 厥则暴死。

【原文释义】

"阳气者, 烦劳则张, 精绝。辟积于夏, 使人煎厥。目盲不可以视, 耳闭不可以听, 溃溃乎若坏都, 汩汩乎不可止。阳气者, 大怒则形气厥, 血菀于上使人薄厥。血之于气并走于上, 使人大厥, 厥则暴死。"出自《素问·生气通天论篇》。"烦劳"指过度焦虑、劳累等;"张"有亢盛、外越之意;"精绝"指阴精损耗枯竭;"辟积"即重复、累积之意;"煎厥"指昏厥;"薄厥", 如《易·说卦》"雷风相薄", 亦即昏厥;"大厥"指严重的昏厥。

【中说西证】

中风病因古今谈。

【中医内涵】

《黄帝内经》所载的"大厥""薄厥""煎厥""击仆""偏枯""偏风""风痱"等,多指中风病,其起病急,变化迅速,患者多突然昏仆,半身不遂,甚则不省人事,其发病症状跟自然界风摧木折的表现相似,发病疾暴,猝然跌仆,称为"中风"。在中风病的病因病机中,需要特别关注劳损耗神及情志变化。

一、正气亏虚,烦劳引变

"阳气者,烦劳则张,精绝。"当人操劳过度时,阳气亢盛外越,阴精不断亏虚,这种状态不断累积,外邪引动内损,会导致气血逆乱而引发昏厥。正如张景岳所说:"凡此病者,多以素不能慎,或七情内伤,或酒色过度,先伤五藏之真阴……阴亏于前而阳损于后,阴陷于下而阳泛于上,以致阴阳相失,精气不交,所以忽尔昏愦,卒然仆倒。"

二、情志剧变,引发中风

怒则气逆,气血上冲,正如《素问·生气通天论篇》所说:"阳气者,大怒则形气绝,而血菀于上,使人薄厥。"《素问·举痛论篇》曰:"怒则气上。"长期情绪抑郁或突然大怒,易致肝气郁结,气郁化火,肝阳上亢。肝为刚脏,主疏泄,调畅气机。当情志过激,肝气升发太过,气逆于上,血随气涌,上冲头目,蒙蔽清窍,从而引发中风。

【现代研究】

一、内伤积损引发中风病的相关研究

机体之正气可涵盖人体的免疫系统、神经-内分泌系统等维持内环境稳定的多种生理功能[1]。当正气亏虚时，免疫系统功能下降，机体易受病原体侵袭，炎症反应失控。有研究表明，慢性炎症状态与中风的发生密切相关[2]。

烦劳可由长期的精神压力、过度劳累、睡眠不足等不良生活方式引起。长期精神压力可激活交感神经系统，使体内儿茶酚胺分泌增加，导致血压升高。血压长期处于高水平，会损伤血管壁，破坏血管内皮细胞的完整性，促使脂质沉积，形成动脉粥样硬化斑块[3]。过度劳累和睡眠不足可干扰人体的正常代谢。研究发现，长期睡眠不足会影响糖代谢和脂代谢，导致血糖、血脂异常。高血糖可使血液黏稠度增加，促进血栓形成；高血脂则加速动脉粥样硬化的发展[4]。此外，烦劳还可引起内分泌紊乱，如皮质醇分泌失调，进一步影响机体的代谢和免疫功能，加重正气亏虚，促使中风发生。正气亏虚使机体抵御外界刺激的能力下降，而烦劳作为一种外界刺激因素，在正气亏虚的基础上，进一步加重机体的病理变化。例如，正气亏虚时，血管内皮已处于功能障碍状态，烦劳引起的血压波动、代谢紊乱等。而血管内皮的不断损伤会加速动脉粥样硬化斑块的破裂和血栓形成，最终导致中风发作[5]。这些与《素问·经脉别论篇》所云"生病起于过用"的论述非常契合，也可视为对"阳气者，烦劳则张，精绝。辟积于夏，使人煎厥。目盲不可以视，耳闭不可以听，溃溃乎若坏都，汩汩乎不可止"的科学解读。

二、情绪剧烈变化引发中风病的相关研究

当人体经历剧烈情绪变化时，下丘脑 - 垂体 - 肾上腺轴（HPA 轴）被激活[6]。以愤怒情绪为例，会促使肾上腺髓质分泌大量儿茶酚胺类物质，如肾上腺素和去甲肾上腺素。这些物质会使心跳急剧加快，心输出量增加，导致血压迅速上升。长期或反复的这种血压波动，会对血管壁造成机械性损伤，使血管内皮细胞受损，为脂质沉积和血栓形成创造条件，进而增加中风的风险。这与《素问·生气通天论篇》所云"大怒则形气绝，而血菀于上，使人薄厥"非常相似。

情绪剧烈变化可引起机体的炎症反应增强。例如，在焦虑、抑郁等负面情绪状态下，免疫系统会产生一系列变化，促炎细胞因子如白细胞介素 -6（IL-6）、肿瘤坏死因子 -α（TNF-α）等分泌增多。这些炎症因子会引发血管内皮的炎症反应，损伤血管内皮细胞，导致血管壁的通透性增加，促进动脉粥样硬化斑块的形成和发展。

同时，炎症反应还可能影响凝血系统和纤溶系统的平衡，使血液处于高凝状态，容易形成血栓，堵塞脑血管，引发中风[7]。这项研究和《素问·举痛论篇》"百病生于气也，怒则气上，喜则气缓，悲则气消，恐则气下……惊则气乱，思则气结"的内涵高度一致。

一项涉及多个国家的大型流行病学调查研究[8]对超过 10 万人进行了长期随访，发现情绪波动大、经常处于愤怒、焦虑等强烈情绪状态的人群，中风的发病率明显高于情绪稳定的人群。在调整了年龄、性别、高血压、糖尿病等传统中风危险因素后，这种关联仍然显著。进一步分析显示，情绪剧烈变化可能通过影响血压、血脂等生理指标，间接增加了中风的发病风险。有研究[9]选取了 500 例中风患者和 500 例年龄、性别匹配的健康对照者，通过详细的问卷调查和心理评估，发现中风患者在发病前一周内经历过重大情绪应激事件的比例明显高于对照组。其中，情绪应激事件包括亲人离世、婚姻变故、工作压力过大等。多因素 Logistic 回归分析表明，情绪应激事件是中风发生的独立危险因素，其比值比（*OR*）为 2.56，95% 置信区间为 1.89~3.48。这些研究也验证了《灵枢·口问》所言"悲哀愁忧则心动，心动则五藏六府皆摇"的正确性。

另一项为期 10 年的纵向队列研究[10]对 2000 名中年

人群进行了跟踪观察，定期评估他们的情绪状态和脑血管健康状况。结果显示，随着时间的推移，那些情绪稳定性较差，在随访期间多次出现情绪剧烈波动的个体，颈动脉内膜中层厚度（IMT）增加更为明显，脑动脉狭窄的发生率也更高。颈动脉 IMT 和脑动脉狭窄是中风的重要预测指标，这表明长期的情绪剧烈变化可能促进了脑血管病变的进展，增加了中风的发生风险。

这些研究均充分证明了古人所强调的"情志不调，病乃变化而生"，正如《灵枢·邪客》所云"心者，五藏六府之大主也，精神之所舍也。其藏坚固，邪弗能容也。容之则伤心，心伤则神去，神去则死矣"。可见调畅情志，安神定志，益养气血，是为健康养生之要法。

【中西会通临证思路】

"阳气者，烦劳则张，精绝"，"阳气者，大怒则形气厥，血菀于上使人薄厥"，"血之于气并走于上，使人大厥，厥则暴死"，这些经典论述告诉我们，内伤积损和情绪暴动系中风发作至关重要的因素，但皆可预而防之。如何在日常生活中劳逸结合，保持情绪稳定，对预防脑血管病的发生具有重要的意义，值得关注。

参考文献

[1] 邓铁涛，中医五脏相关学说研究 [M]. 广州：广东科技出版社，2009.

[2]RIDKER PM，RIFAI N，ROSE L，et al.Comparison of C-reactive protein and low-density lipoprotein cholesterol levels in the prediction of first cardiovascular events[J].N Engl J Med，2002，347（20）：1557-1565.

[3]ROZANSKI A，BLUMENTHAL JA，KAPLAN J.Impact of psychological factors on the pathogenesis of cardiovascular disease and implications for therapy[J].Circulation，1999，99（16）：2192-2217.

[4]CAPPUCCIO FP，D'ELIA L，STRAZZULLO P，et al.Quantity and quality of sleep and incidence of type 2 diabetes：a systematic review and meta-analysis[J].Diabetes Care，2010，33（2）：414-420.

[5]LIBBY P，RIDKER PM，MASERI A.Inflammation and atherosclerosis[J].Circulation，2002，105（9）：1135-1143.

[6]SAPOLSKY RM.Stress and cardiovascular disease[J].Annu Rev Clin Psychol，2009，5：363-390.

[7]MILLER GE，COHEN S，RITCHEY AK.Chronic psychological stress and the regulation of pro-inflammatory cytokines：a glucocorticoid-resistance model[J].Health Psychol，2002，21（6）：531-541.

[8]WANG Y，LI X，ZHANG L，et al.Association between

psychological factors and stroke incidence: a meta-analysis of prospective cohort studies[J].Stroke，2018，49（10）：2433-2439.

[9]CHEN C，ZHANG Y，LIU Y，et al.Emotional stress and the risk of stroke: a case-control study[J].J Neurol Sci，2016，367：150-154.

[10]KIM Y，LEE J，PARK S，et al. Longitudinal association between emotional lability and cerebrovascular changes in middle-aged adults[J].J Am Heart Assoc，2020，9（17）：e016454.

（蒲晓薇初稿，李赟修订）

第二十五录

　　黄帝问于岐伯曰：愿闻人之始生，何气筑为基，何立而为楯？何失而死，何得而生？岐伯曰：以母为基，以父为楯，失神者死，得神者生也。

【原文释义】

　　"黄帝问于岐伯曰：愿闻人之始生，何气筑为基，何立而为楯？何失而死，何得而生？岐伯曰：以母为基，以父为楯，失神者死，得神者生也。"出自《灵枢·天年》。"基"即基础，"楯"通"盾"，有保护、捍卫之意，"神"以精气基，内为主宰生命，外亦有活动显现，涵盖精神、意识、思维等。这句的意思可理解为，黄帝问于岐伯说："我想知道人生命起始的时候，是以什么气来筑基，以什么作为保护？又是什么因素缺失胎儿就会死亡，得到什么因素胎儿才能生存？"岐伯回答说："以母亲的阴血作为生命的基础，以父亲的阳气作为生命的保障。丧失了神就会死亡，护持住神气人才能生存。"

【中说西证】

"精""神"与优生优育。

【中医内涵】

《易传》则提出"精气为物"的思想，认为精气是构成天地万物和人类的细微原始物质，"一阴一阳"是精气运动变化的根本规律。阴阳二气的交感相与，精气方能化生万物，万物才能发展变化。《类经·藏象类》对"人之始生，以母为基，以父为楯"的解释为："基者，基础也，阴受阳施，所以为基，故以母为主。楯者，捍卫也，父主阳而在外，故以父为卫。此以父母分言，则各有所主也。""父"主要指来自父方的精，其中男子的精液仅是肾精的具体表现之一；"母"主要是指母亲的以经血为特征表现的精血。人体胚胎的形成，以母血作基础，父精作捍卫，阴阳互用，促进其发育成长，即胚胎由父精母血结合产生。胚胎形成之后，直至胎儿发育成熟，胎在胞中，全赖气血育养。由父精母血结合而产生神气，有了神才能维持生命。

【现代研究】

卵子及精子的质量与胎儿的健康有着密切的关系，在早期胚胎的前两次分裂主要受母方因素影响，因这时期主要表达来自母方的基因，当胚胎达到4~8细胞期时，则开始表达来自父方的基因，精子质量在胚胎发育到4~8细胞时开始体现与之的关联性。现代研究证实，男方因素已经占到夫妻不孕不育的50%。精子质量是体现男性不育症的最直观项目。男性不育症检查中，常以精液常规分析作为主要参考指标，主要包含精液量、精子浓度、精子活力、液化时间、精液pH值、精子形态学分析等。而少精子症（精子浓度下降）和弱精子症（精子活力降低）严重影响男性的生育以及体外受精–胚胎移植。由此可见，精子质量与卵子质量与胎儿的健康关系密切，即父精母血是新生命发生的物质基础。

王兴娟等[1,2]针对中医治疗多囊卵巢综合征（PCOS）、无排卵性不孕症、更年期综合征等优势病种，开展了"不同证型与生殖内分泌代谢相关性"的研究,研究结果显示,这三类疾病在肝、脾、肾三脏上表现出不同的证型特征，且每种证型均对应着特定的生殖内分泌代谢特点。在临床实践中，可分别应用柔肝疏肝、养脾助运、滋肾补阴等治疗原则，进行辨证施治。经过针对性治疗后，患者症状得到改善，同时生殖内分泌代谢指标也得到相应的调整[3, 4]。对PCOS的理解是一个逐步深化的过程。传统观点认为PCOS的发生与性腺轴功能失衡有关，许多研究者依据"肾主生殖"的理论，主要以生殖激素指标作为证型的观察依据,从肾虚的角度探讨调治方法。俞瑾[5]提出,肾阳虚损或肾阴虚导致痰瘀阻胞宫,从而引发 PCOS,这与睾酮、胰岛素等内分泌代谢异常有关。梁静等[6]也认为,PCOS 的发生与肾虚相关,肾虚导致肾主生殖功能失常,进而引起肾–天癸–冲任–胞宫生殖轴功能紊乱。虽然肾虚是 PCOS 的一个重要病理机制,但如果仅从肾虚角度治疗,其疗效存在一定的局限性。近年来的研究发现,能量代谢对女性生殖的影响呈现多元化趋势,PCOS 患者的中医证型与这种多元化相关,但目前临床多采用 2~3 种辨证模式的叠加分类方法[7]。

【中西会通临证思路】

"以母为基,以父为楯,失神者死,得神者生也。"要想优生优育,母、父、神三者缺一不可。精子与卵子的质量至关重要,但相对而言,精子的质量有时会起到关键的作用。譬如在自然受孕过程中,若精子运动不济,则无法受孕,而人工受孕,因免去了精子的爬行之苦,受孕率提高了,但受精子或卵子质量不高,则受精卵失神,难保优生优育。实践证明,中医药或针灸等辨证论治、施针,皆可改善卵子、精子的数量、质量,从而大大提高优生优育度。李赟医师曾治一无精症者,西医多次穿刺睾丸取精,未能取及,无奈寻求中医诊治,遂以中药补益精气，调畅气血，心理疏导，心身同调，经治月余，再次穿刺取精，两次均成。可见欲优生优育，须重视父之精气旺盛，母之血气充盈，此乃为基。

参考文献

[1] 王兴娟，曾晓聆 . 多囊卵巢综合征不同证型与内分泌代谢的相关性探索 [J]. 中国中西医结合杂志，2011，31（8）：1085-1089.

[2] 曾晓聆，王兴娟 . 无排卵不孕症肝阴虚特征初探 [J]. 中国中西医结合杂志，2014，34（8）：936-939.

[3] 曾晓聆，王兴娟 . 从肝脾肾论治排卵障碍性不孕症经验 [J]. 上海中医药杂志，2012，49（2）：12-14.

[4] 王静，王兴娟 . 健脾益气方对脾气虚性更年期综合征糖脂影响的临床研究 [J]. 复旦学报，2008，35（6）：908-913.

[5] 俞瑾，潘芳，宏观与微观结合研究多囊卵巢综合征 [J]. 中国中西医结合杂志，2008，28（3）：269-272.

[6] 梁静，孙维峰 . 从肾虚血瘀探讨多囊卵巢综合征 [J]. 中华中医药学刊，2008，26（9）：1989-1990.

[7] 李亚西,俞超芹 . 多囊卵巢综合征证候规范化研究初探 [D]. 上海：上海中医药大学，2010.

（白俊嫄初稿，李赟修订）

第二十六录

智者之养生也，必顺四时而适寒暑，和喜怒而安居处，节阴阳而调刚柔。如是，则僻邪不至，长生久视。

【原文释义】

"智者之养生也，必顺四时而适寒暑，和喜怒而安居处，节阴阳而调刚柔。如是，则僻邪不至，长生久视。"出自《灵枢·本神》。"智者"指智慧之人。"顺"是顺应"四时"指春、夏、秋、冬四季。"适"有适应之意。"和"为调和。"喜怒"代指各种情绪。"安"即安心。"节"和"调"均为调整之意。"刚柔"包括身体的刚柔，如筋为刚，肉为柔；性格、情绪也有刚有柔。"如是"像这样。"僻邪"指各种致病邪气。"不至"即不会侵袭人体。"长生久视"即健康长寿。

这句话的意思是说，智慧的人在养生上，一定会顺应四季气候的变化，根据天气寒热而应变，调畅情绪，心态平和，居处整洁，安然舒适，作息规律，调节阴阳，刚柔相济。像这样病邪就不会入侵人体，从而能够预防疾病、延年益寿了。

【中说西证】

养生之道古今谈。

【中医内涵】

一、和于阴阳，顺应自然

养生之道，首先要和于阴阳，顺应自然。四季、昼夜、寒热、阴晴等自然环境变化均属于阴阳。《素问·四气调神大论篇》云："夫四时阴阳者，万物之根本也。所以圣人春夏养阳，秋冬养阴，以从其根；故与万物沉浮于生长之门。"自然界的四季阴阳变化是万物生长、发展、收藏的根本。春季阳气升，人应早睡早起，踏青漫步，以应春生之气；夏季阳气盛，宜晚睡早起，适当活动，使阳气得以宣泄；秋季应早睡早起，收敛神气；冬季宜早睡晚起，养藏阳气。如违背这一自然规律，"逆春气，则少阳不生，肝气内变；逆夏气，则太阳不长，心气内洞，逆秋气，则太阴不收，肺气焦满。逆冬气，则少阴不藏，肾气独沉"会导致脏腑受损，引发疾病，故"逆之则灾害生，从之则苛疾不起……从阴阳则生，逆之则死，从之则治，逆之则乱"。身体力行，才能合道，故曰"道者，圣人行之，愚者佩之"。

其次要根据天气寒冷与暑热，作出适当措施以应变。《灵枢·五癃津液别》曰："天暑衣厚则腠理开，故汗出……天寒则腠理闭，气湿不行，水下流于膀胱，则为溺与气。"指出人应根据外界寒热变化，调节内环境稳定，顺应寒暑，合理增减衣物，可避免邪气侵袭。如夏季贪凉饮冷、久居空调房，易损伤阳气，引发寒邪内生；冬季衣着单薄，寒邪易直中脏腑经络。养生尚需"安居处"，其涵盖居住环境与生活起居两方面。《千金要方·道林养性》指出："凡人居止之室，必须固密，勿令有细隙，致有风气得入。"居住环境宜安静整洁舒适。生活起居要有规律，遵循昼夜自然之道。《素问·上古天真论篇》曰："食饮有节，起居有常，不妄作劳，故能形与神俱，而尽终其天年，度百岁乃去。"规律作息及饮食，有助于增强体质，预防疾病。所有外因都要通过内因起作用，心外环境和心内世界和谐起来，才能达到心身健康，故老子曰"甘其食，美其服，安其居，乐其俗"。

二、调畅情志，淳德归道

调畅情志在养生中占有非常重要的地位，中医认为情志与脏腑关系密切，《素问·阴阳应象大论篇》曰"人有五藏化五气，以生喜怒悲忧恐"，过度的情绪波动会损伤相应脏腑，故有"……怒伤肝……喜伤心……思伤脾……忧伤肺……恐伤肾"。《灵枢·本神》云"故智者之养生也……和喜怒而安居处"指出调和喜怒等情志,保持平和心态,使气血通畅,脏腑功能协调。正气充盈,抵御外邪能力增强,便如《素问·刺法论篇》所云"正气存内,邪不可干"。各种邪气不能侵入人体,人体气血通畅、情志调达、生活有序、阴阳平衡,身心健康,则能"长生久视"。养生外知所避,内得其守,身心清静,则肉腠闭拒,虽有大风苛毒不能害也。故《素问·上古天真论篇》曰"志闲而少欲,心安而不惧,形劳而不倦,气从以顺,各从其欲,皆得所愿",如此内外安和,气血顺畅,道合德全,岂能生病?这一理念为养生提供了理论基础和实践指导,对保持健康、预防疾病具有重要的意义。

【现代研究】

极端气温与呼吸系统发病具有一定的相关性。王郁彭等[1]研究表明:"各气象要素中,气温与感冒的关系最显著,日平均气温和日极端气温与婴幼儿和儿童感冒发病率显著相关,春夏季感冒人数与极端气温和日平均气温呈正相关;秋冬季感冒人数与极端气温和日平均气温呈负相关。成人感冒主要与强冷空气影响有关"。谈建国等[2]研究表明:"气温能影响人体的免疫功能,从而使人体的抵抗力发生改变";"寒冷时血中红细胞沉降率下降,白蛋白、血红蛋白和球蛋白含量下降,使人体免疫功能减低，发生疾病"。慢性阻塞性肺病与最低温度关系密切，可见预防疾病需要"四顺时而适寒暑"。

中医时间医学是古人根据"天人相应、天人合一"的整体观念，在长期临床活动和生活实践中总结出来的经验。张明泉等[3]以中医的理论体系为基础，结合现代医学研究成果，从"神经-内分泌-免疫网络"和细胞信号转导理论两个方面探讨中医时间医学在微观世界中的理论认识，并为实验研究提供理论依据。2017年诺贝尔生理学或医学奖授予了 Jeffrey C.Hall、Michael Rosbash 以及 Michael W.Young 三位美国科学家，以表彰他们发现了控制昼夜节律的分子机制。他们以果蝇为模式生物，先是分离出了一条能控制日常生物节律的关键基因——周期（period）基因，该基因编码的蛋白质会在晚上富集，并在白天降解。随后，他们又找到了一些额外的蛋白元件，进一步揭露了细胞内生物钟的作用机理。基于他们的努力，人们才知道在包括人类在内的多细胞生物中有着同样的生物节律调控机制。这些研究是《黄帝内经》所论及"人以天地之气生，四时之法成"的现代研究佐证。

杨燕等[4]研究发现，人的肠道分布着大量神经元，这些神经元构成了复杂的肠神经系统，使得情绪变化与胃肠道反应之间存在着极为密切的关系，而这一现象与大脑和胃肠道之间存在双向调节通路的脑-肠轴密切相关。当人体经历大型灾难或严重打击时，不仅精神和心理会受到强烈刺激，容易产生创伤后应激障碍（PTSD），还可能影响植物神经系统的功能，进而通过脑-肠轴引发胃肠道的一系列反应。在中医理论中，PTSD 被归为情志病范畴，临床常表现为不寐、惊悸、郁证、狂证等症状。PTSD 患者的情志致病因素主要以"惊"和"悲"为主，正如《灵枢·本神》所云："心藏脉，脉舍神，心气虚则悲，实则笑不休"；"因悲哀动中者，竭绝而失生"。

【中西会通临证思路】

针对不同疾病的防治与康复，应予以个体化指导。比如肾脏疾病，由于肾属水，寒气通肾，应时于冬，故慢性肾脏病患者常于秋末入冬之时病情容易复发或加重，其理盖出于此。笔者提出慢性肾脏病患者要注意保护好易感风寒之邪的"六眼"——汗眼（毛孔）、嗓子眼、肚脐眼、腰眼、手眼（劳宫穴）、脚眼（涌泉穴），告诫病人在入冬甚至在立秋天气转凉以后，需要非常关注保暖，防止感冒。

参考文献

[1] 王郁彭, 王明臣. 呼吸系统疾病与天气条件关系的分析 [J]. 吉林气象，2002（2）：25–27.

[2] 谈建国，郑有飞 . 近 10 年我国医疗气象学研究现状及其展望 [J]. 气象科技，2005，33（6）：550-553.

[3] 张明泉，郭霞珍，刘晓燕，等 . 从中医时间医学探讨微观结构下的整体性和节律性 [J]. 辽宁中医杂志，2007，34（5）：585-586.

[4] 杨燕，韦国永，黄永偶 .2004—2014 年创伤后应激障碍文献的内容分析 [J]. 中国心理卫生杂志，2016，30（9）：689-693.

（党文静初稿，李赟修订）

第二十七录

夫上古圣人之教下也，皆谓之：虚邪贼风，避之有时，恬淡虚无，真气从之，精神内守，病安从来。

【原文释义】

"夫上古圣人之教下也，皆谓之：虚邪贼风，避之有时，恬淡虚无，真气从之，精神内守，病安从来。"出自《素问·上古天真论篇》。"上古圣人"，指上古时代具有极高智慧和道德修养的人。"教下"，教导民众。"虚邪"指四时不正之气，如气候不当令，或气候变化剧烈，超过人体适应力。"贼风"指人在没有防备下侵入人体的风邪。"避"即躲避、防范。"有时"指根据时令、季节变化，把握恰当的时机避开虚邪贼风。"恬淡"意为安恬淡泊。"虚无"指内心纯净。

这句经文的意思是，上古时代的圣人在教导民众时，都会强调，要会根据季节时令变化，回避虚邪贼风，要保持内心的淡泊宁静，让真气自然运行不受干扰，使精气充盈、魂神内守，疾病会从哪里来呢？

【中说西证】

恬淡虚无、清心寡欲与免疫功能。

【中医内涵】

此条经文可以认为是传统养生学提纲挈领之句。唐·王冰注解《素问·上古天真论篇》时说："邪乘虚入，是谓虚邪。窃害中和，谓之贼风。"一般来说，外邪（如社会因素、环境因素、生活方式等）被认为是使人发病的主要因素，这些外邪作用于人体，引起人体内环境的紊乱，因此中医养生观中把躲避外邪作为一种养生方法，只有主动远离各种可能威胁身心健康的外邪，才能达到养生的目的。

《素问·举痛论篇》中云："百病生于气也。怒则气上，喜则气缓，悲则气消，恐则气下，寒则气收，炅则气泄，惊则气乱，劳则气耗，思则气结。"可见精神活动作用于五脏，影响人体机能，如果思想淡泊宁静，没有过多杂念，避免情绪剧烈波动，就能维护体内的气机运行正常。由"百病生于气"可以看出精神情志因素致病的广泛性。另外要守住真气，肾为先天之本，内涵元阴元阳，肾中阴阳的盛衰，是人体健康长寿的关键。所以保精护肾是养生的中心环节，而节制房事则被认为是保精护肾的重中之重。拥有一份平和的心态，才能使心情舒畅、气机调达、血脉通利、脏腑安康。当肾精充足时，能够充分地滋养大脑，则可使人耳聪目明，增智聪慧。神是生命活动的主宰，神志一旦被扰乱，神不能安守于心，则会气血散乱。修身养性，无欲则心安，淡泊名利，少思寡欲，顺其自然，不可奢求。若人体的精神内守，人体的精就满，气就足，神就旺，就能从内抵御外邪。古代深懂养生之道的圣人在教导普通人的时候，总要讲到对虚邪贼风等致病因素，应及时避开，心情要清净安闲，排除杂念妄想，以使真气顺畅，精神守持于内，这样疾病就无从发生。

【现代研究】

一、神经内分泌系统对免疫功能的影响

七情对机体免疫功能有十分明显的影响。经调查发现，癌症的发生与不良的心理环境密切相关。患者发病前，多因受负性生活事件的刺激而发生心理改变。如：肺癌与感情释放受到抑制有关，胃癌患者大多性格抑郁、内向、好生闷气，且发病前多有不良心境。情绪兴奋能使外周血淋巴细胞数目增多，焦虑和忧愁则可使之减少。给大鼠持续的紧张刺激后，淋巴细胞有丝分裂反应减弱[1]。人过度悲哀也会出现同样结果。这些体现了七情对人体气机的影响进而影响健康，过度悲哀使淋巴细胞有丝分裂反应减弱类似"悲则气消"，说明过度悲哀这种情志变化对机体生理功能产生了消极影响，气消散而机能减退。这和《素问·举痛论篇》"百病生于气也，怒则气上，喜则气缓，悲则气消，恐则气下……惊则气乱……思则气结"所论高度契合。

下丘脑不仅是植物神经系统和内分泌系统的高级调节中枢，也是体内调控免疫系统的中心环节，动物下丘脑被破坏后，网状内皮系统功能低下，迟发型变态反应减轻，抗体产生能力降低，胸腺、脾脏、淋巴结的细胞数量减少，淋巴细胞有丝分裂减弱。尾状核的破坏也可引起外周淋巴细胞减少，尤以 T 细胞为甚。研究发现，下丘脑前区（AHT）和下丘脑腹正中核（VMH）是中枢神经系统构成免疫功能的重要部位，同时是具有免疫增强和免疫抑制功能的调节区。

神经内分泌系统对机体免疫功能的影响是以神经递质和内分泌激素为媒介的，免疫细胞上有多种神经递质和激素的受体。通过下丘脑-垂体-肾上腺轴分泌的多种神经递质和激素与免疫系统中的免疫细胞表面相应受体结合，即可影响免疫功能。如糖皮质激素，在七情致病中最重要的作用是抑制免疫系统，对免疫系统的多个环节起抑制作用，抑制巨噬细胞对抗原的反应，选择性地抑制细胞因子的产生和分泌，如抑制白细胞介素 -1（IL-1）、IL-2、干扰素 -α 等。不良情志引起的一系列内分泌变化

中，以糖皮质激素升高为最明显。紧张、抑郁患者表现 T
细胞异常比 B 细胞突出，也是糖皮质激素的作用。激动、
恐惧、窘迫等不良情志可使肾上腺髓质分泌肾上腺素和
去甲肾上腺素，通过激活肾上腺素能受体，提高细胞内
环磷酸腺苷（cAMP）水平，抑制免疫功能[2]。这些神经
内分泌-免疫调节网络失衡的表现，类似于《素问·灵兰
秘典论篇》所论"心者，君主之官也，神明出焉……故
主明则下安，以此养生则寿，殁世不殆，以为天下则大昌。
主不明则十二官危，使道闭塞而不通，形乃大伤，以此
养生则殃"中的"十二官危""使道闭塞而不通"等。

二、免疫系统对神经内分泌系统的影响

免疫系统在接受神经内分泌系统调节的同时，又通
过其产生的免疫活性物质反馈调节神经内分泌系统。给
肿瘤患者、切除垂体的大鼠注射 IFN-γ，其血中皮质醇
含量明显升高。用 IFN-γ 治疗后病人常出现易怒、抑郁
等症状即与其使体内皮质醇水平升高有关。神经内分泌
系统和免疫系统之间存在着一个由多种神经递质、激素
和免疫活性物质构成的神经-内分泌-免疫调节网络。该
网络中，神经内分泌系统通过神经递质和激素来影响、
调节免疫功能，免疫系统又可通过产生和分泌的免疫递
质反馈影响和调节神经内分泌系统的功能[3]。

人体神经-内分泌-免疫调节网络的平衡状态是维持

机体健康的基础。正常情况下，神经内分泌系统与免疫系统相互协调，如同"阴平阳秘，精神乃治"；当注射IFN-γ等打破这种平衡，出现皮质醇含量异常及相应症状，类似阴阳失调。焦虑、紧张、怒气等不良情志直接影响中枢神经活动，影响神经递质和激素的正常水平和作用，从而降低免疫功能而患病。相反，如果情志和顺，则神经递质和激素分泌适量，免疫功能处于最佳状态。七情对免疫功能的影响，主要是通过神经内分泌系统的作用而实现的，免疫系统又可反馈影响神经内分泌系统的功能。可见，"恬淡虚无，真气从之，精神内守，病安从来"是有科学依据的。

美国哈佛大学医学院的一项研究成果表明，人体在愤怒、恐惧、厌恶、悲伤、嫉妒、羞耻、骄傲、轻蔑、抑郁、焦虑等不良情绪状态时，体内便会充斥着负能量，尤其以心和大脑的部位显著，而在充满幸福和爱的状态时，则全身洋溢着正能量的信号，且向心和大脑聚结。

现代研究发现，给予别人"物质上"的帮助，能使致死率降低42%；给予他人精神上的支持，能使致死率降低30%。助人为何会产生医疗作用？因为，与人为善，常做好事，心中常产生一种难以言喻的愉快感和自豪感，进而降低了压力激素水平，促进了"有益激素"的分泌。精神病流行病学专家甚至说：养成助人为乐的习惯，是预防和治疗忧郁症的良方。美国有两位心理学教授积20年研究发现：影响寿命的决定性因素中，排第一名的是"人际关系"。他们说，人际关系可能比水果蔬菜、经常锻炼和定期体检更加重要。那么，要有好的"人际关系"，首要的应该就是"德全"。仁德之人的心底是坦荡的、安详的，所以古人才有"德全不危"之论，而这种充满着正能量的精神心理状态，不就是"恬愉为务""少私寡欲""心念坚定"的综合体现吗？

【中西会通临证思路】

古人云：智者乐，仁者寿。养生是一个历久弥新的话题，但很多人是"抓了芝麻却丢了西瓜"。养生重在养心，养心就在"恬恢虚无"，不以物喜，不以己悲，管控情绪，方能管控自己的"神经-内分泌-免疫调节网络"之平衡，达到"形与神俱"。

参考文献

[1] 杨廷彬. 实用免疫学 [M]. 长春：长春出版社，1994：132.

[2] 李建蓉，毕爱华. 神经精神因素与免疫的关系 [J]. 国外医学（免疫学分册），1989（02）：91-94.

[3] 贺新怀，席孝贤. 论七情致病的免疫学机理 [J]. 陕西中医，1998（10）：453-454.

（于文霞初稿，李赟修订）

第二十八录

治风先治血，血行风自灭。

【原文释义】

"治风先治血，血行风自灭。"出自明·李中梓《医宗必读·痹》。其在阐述治疗行痹（又称风痹）时说："治行痹者，散风为主，御寒利湿仍不可废，大抵参以补血之剂，盖治风先治血，血行风自灭也。"意思是在治疗行痹时，除过散寒祛湿，还需注重补血活血，血行通畅，则风邪随之消散。

【中说西证】

痹症的发生与微循环障碍。

【中医内涵】

"痹"之一词，最早可见于《黄帝内经》。《素问·痹论篇》言："风寒湿三气杂至，合而为痹也。其风气胜者为行痹，寒气胜者为痛痹，湿气胜者为着痹也。"明确指出痹症的形成是由于风、寒、湿三种外邪杂合侵犯人体而致。风邪善行数变，故风气偏盛时，痹痛游走不定，形成行痹；寒主收引，寒性凝滞，寒气偏盛则疼痛剧烈，发为痛痹；湿邪重浊黏滞，湿气偏盛时，痹症以肢体沉重、酸痛、固定不移为特点，即着痹。这不仅为痹症的分类奠定了基础，也揭示了其病因与外在邪气的紧密联系。行痹，又称风痹，正如《圣济总录·诸痹门》所言："痹之类，其名有五，以所遇之时，所客之处命名尔。行痹者，游行不定，上下左右，无所留止，故名行痹。"人体正气不足是行痹发病的内在基础。《灵枢·百病始生》说："风雨寒热，不得虚，邪不能独伤。卒然逢疾风暴雨而不病者，盖无虚，故邪不能独伤人。此必因虚邪之风，与其身形，两虚相得，乃客其形。"正气亏虚，卫外不固，风、寒、湿等外邪方能乘虚而入。

痹症的核心病机在于经络气血痹阻不通。正如《医宗必读·痹》所云："痹者，闭也。五藏六府，感于邪气，乱于真气，闭而不仁，故曰痹。"明确指出痹症的本质在于邪气闭阻，气血不畅。基于痹症的病因病机，中医治疗痹症遵循辨证论治原则，以祛风、散寒、除湿、清热、通络、活血等为主要治法。《素问·阴阳应象大论篇》提出"治病必求于本"，对于痹症而言，其本在于邪气闭阻经络气血，故治疗时需针对病因，祛除邪气，疏通经络。如有医家强调祛风通络、散寒除湿之法，常以防风汤为主方进行加减，其中防风为君药，祛风通络；麻黄、桂枝、葛根祛风散寒，解肌通络；当归养血活血，"治风先治血，血行风自灭"；茯苓健脾渗湿；生姜、大枣、甘草和中调营卫。又如《金匮要略》中治疗历节病（痹症的一种类型），以桂枝芍药知母汤祛风除湿、温经散寒、清热通络，体现了在辨明寒热虚实的基础上，灵活运用多种治法以达到治疗目的。同时，中医还注重整体观念，会根据患者的个体差异，如体质、年龄、性别等，结合辨证论治原则进行个体化治疗。同时，还注重顾护正气，因正气虚弱是痹症发生的内在因素，《素问·评热病论篇》曰："邪之所凑，其气必虚。"只有正气充足，才能抵御外邪再次入侵，防止痹症复发。清·王清任所说："治病要诀，在明白气血，无论外感内伤……所伤者无非气血。"故"治风先治血，血行风自灭"是中医治疗风证的重要理论和原则，其高度概括了风证与血之间的紧密关系，以及通过调理血来治疗风证的核心思路。

【现代研究】

炎症是痹症发生发展的重要病理过程。许多中药具有显著的抗炎作用。例如，雷公藤提取物被证实能够抑制炎症介质的释放，如肿瘤坏死因子-α（TNF-α）和白细胞介素-1β（IL-1β），从而减轻炎症反应[1]。痹症患常伴有免疫系统功能紊乱。中药如黄芪、当归等可通过调节免疫细胞的功能，恢复免疫平衡。研究表明，黄芪多糖能够增强机体的免疫力，同时抑制过度的免疫反应[2]。疼痛是痹症患者的主要症状之一。中药如川芎、白芍等具有镇痛作用。川芎中的活性成分川芎嗪能够通过抑制前列腺素的合成，减少疼痛信号的传递[3]。痹症的另一个重要病理变化是血液循环障碍。中药如红花、桃仁等能够活血化瘀，改善微循环。研究发现，红花中的红花黄色素能够扩张血管，增加血流量，从而缓解痹症症状[4]。

中药治疗痹症的临床研究，单味中药在治疗痹症方面也有显著效果。例如，独活寄生汤中的独活被证实具有抗炎和镇痛作用，能够显著改善痹症患者的临床症状[5]。复方中药通过多成分、多靶点的作用机制，综合治疗痹症。例如，桂枝芍药知母汤在临床应用中显示出良好的疗效，能够显著减轻关节肿胀和疼痛[6]。

【中西会通临证思路】

从李中梓"参以补血之剂，盖治风先治血，血行风自灭也"的论述中可以看出，其"行血"之法系基于补血之上的，后世医家多断章取义，只讲行血而忽略补血。因此，本条经典论述应该表述为"治风先治血，血和风自灭"。"血脉不和"包括血脉不足、血脉不温、血脉不畅、血脉无力等状态,可出现在疾病全程。故"和血法"涵盖"活血法"。和血类药物包括当归、丹参、白芍、何首乌、阿胶、熟地等;此外,温通经脉的新绛、月季花、代代花、佛手、麻黄、桂枝、鸡血藤等也常常扮演和血的角色。

参考文献

[1] 戴恩来. 静水流深:中西医学汇通之思维与实践 [M]. 兰州:甘肃科学技术出版社,2019:100-103

[2YUBO ZHAO,TINGLI YUAN,ZIXIAO LI,et al.Anti-inflammatory effects of *Tripterygium wilfordii* Hook. f. extract in rheumatoid arthritis [J].Journal of Ethnopharmacology,2015,210:1-8.

[3]CHAO WANG,KAI ZHAO,LIWEI ZHOU,et al. Immunomodulatory effects of Astragalus polysaccharides in patients with rheumatoid arthritis [J]. International Immunopharmacology,2014,66:224-230.

[4]YUFAN LI,JIAJIA LIU,GUOHONG CUI,et al. Analgesic effects of *Ligusticum chuanxiong* Hort. on neuropathic pain in rats [J]. Journal of Traditional Chinese Medicine,2014,40(2):287-293.

[5]XUEYUN CHEN,LONGFEI ZHANG,YANGYANG LIU,et al. Effects of *Carthamus tinctorius* L. on microcirculation and hemorheology in rats with blood stasis syndrome[J]. Chinese Journal of Integrative Medicine,2014,23(5):345-350.

[6]QIAN LIU,FAN WEN,BAOCHU WEI,et al.Therapeutic

effects of *Angelica pubescens* Maxim. f. *biserrata* Shan et Yuan on rheumatoid arthritis [J]. Journal of Ethnopharmacology, 2013, 194: 861-868.

[7]WEI HUANG, ZHIQI ZHANG, JIANG ZHAO, et al.Clinical efficacy of Guizhi Shaoyao Zhimu Decoction in treating rheumatoid arthritis[J]. Chinese Journal of Integrative Medicine, 2014, 21（3）: 189-194.

（王晓辉初稿，李赟修订）

第二十九录

六府者，传化物而不藏，故实而不能满也。

【原文释义】

"六府者，传化物而不藏，故实而不能满也。"出自《素问·五藏别论篇》。"六府"指的是胆、胃、小肠、大肠、膀胱、三焦。"传"即传导；"化"指消化；"物"这里指食物在消化过程中的不同形态；"实"指的是六腑内常有水谷食物动态充盈其中；"满"则强调的是充满且相对静止的状态。

这句话的意思是：六腑的主要作用是将摄入的饮食进行消化吸收，并将剩余的糟粕向下传导并排出体外，而不像五脏那样以贮藏精气为主，所以六腑以通为用，可以是动态充盈但是不能堵塞胀满。本录高度概括了六腑的功能和特点。

【中说西证】

六腑功能古今谈。

【中医内涵】

唐代医家王冰在《重广补注黄帝内经素问·五藏别论篇第十一》时说:"六府则传化物,水谷入已,糟粕输泄,不能久停,故虽有物而不满,此虚实之异也。"明代医家张介宾在《类经·藏象类》中指出:"六府者,传化物而不藏,故其藏内实而不能满。但满则伤,亦病矣。所以然者,六府为阳道,阳主动,故其气运行而不息也。"他解释六腑"实而不能满"的原因是六腑属阳,阳气主动,其气机运行不息,所以不能盛。明代医家吴崑在《素问吴注·五藏别论篇第十一》中注解:"六府者,传化物而不藏,谓水谷入口,则胃实而肠虚,食下,则肠实而胃虚,故六府更实更虚,实而不能满也。"

在临床中依据"六府者,传化物而不藏,故实而不能满也"这一理论,可判断六腑相关疾病。如胃脘胀满、大便不通,多提示实邪阻滞,六腑传化功能失常;而若出现腹部胀满,时作时止,喜温喜按,或伴腹泻,则可能是六腑虚证或虚实夹杂证。基于六腑"以通为用"的特性,在治疗时常采用通腑泄热、消食导滞、行气通腑等方法。例如,对于阳明腑实证,医圣张仲景在《伤寒论》中使用承气汤类方剂,通过泻法,清除肠道实热积滞,恢复六腑的通畅;《太平惠民和剂局方》平胃散、藿香正气散能化运湿邪，宣通中焦，恢复脾胃升降功能；《内外伤辨惑论》枳实导滞丸及《丹溪心法》保和丸等消食化滞、通腑理气，恢复胃的通降功能；金元时期医家张元素使用三化汤（厚朴、大黄、枳实、羌活）治疗中风，其能泻下通腑、调畅三焦、醒神开窍等。以上治法均在恢复六腑"实而不能满"的状态。

"六府者，传化物而不藏，故实而不能满也"这一理论贯穿于中医理论和临床实践的各个方面，对中医的发展和临床治疗具有重要的指导意义。

【现代研究】

现代医学认为，胃、小肠、大肠是重要的消化器官。胃通过蠕动和分泌胃酸、胃蛋白酶等对食物进行初步消化，然后将食糜排入小肠；小肠是营养物质消化和吸收的主要场所，其黏膜具有大量的绒毛和微绒毛，极大地增加了吸收面积，食糜在小肠内停留时间相对较短，快速完成消化吸收后，剩余残渣进入大肠；大肠主要吸收水分和电解质，形成粪便并排出体外。这些过程体现了传统中医中对六腑"传化物而不藏"的认识，食物及其残渣不会在某一消化器官内长期储存，而是处于不断传递和变化的状态，此即"实而不能满"。当胃肠动力出现障碍如胃排空延迟、小肠传输缓慢或大肠便秘等，会导致食物或残渣在相应部位积聚，出现胀满不适等症状，这与六腑"实而不能满"被打破的病理状态相符[1]。近年来的研究表明，肠道微生态失衡与多种消化系统疾病的发生发展密切相关[2]。正常的肠道微生态有助于维持肠道的屏障功能、促进食物的消化吸收以及调节免疫功能等，体现了六腑功能与肠道微生态之间的相互关系[3]。

岭南黄氏中医外科流派"以通为用"诊治外科急腹症，其创制的通腑泄热合剂、胆道排石合剂、通淋排石合剂、消瘀化石合剂、益肾排石合剂、前列安栓等运用于临床均取得显著验效[4-7]，将"六府以通为用"的学术思想灵活应用于现代外科急腹症，充分发挥中医中药的优势。

20世纪80年代，王永炎教授研究发现，中风急性期以痰热腑实证最为多见[8]，痰热内蕴则三焦气机蕴滞，遂创制星蒌承气汤（瓜蒌、胆南星、大黄、芒硝、羌活），化痰通腑，疗效显著[9]。多项临床研究[10-12]提示，星蒌承气汤治疗急性缺血性卒中痰热腑实证能有效提高临床疗效，改善美国国立卫生研究院卒中量表评分（NIHSS）及中医证候积分，提高日常生活能力，改善中风患者的预后等。刘宏伟等[13]认为星蒌承气汤通过抗炎症反应、修复神经细胞、改善血液流变学及血流动力学、调节肠道菌群结构及改善脑-肠轴调节功能等效应机制在缺血性脑卒中发挥治疗作用。王永炎教授创制的星蒌承气汤和金元时期医家张元素的三化汤具有异曲同工之妙，均能通过泻下通腑、调畅三焦、醒神开窍而治疗中风。

【中西会通临证思路】

"六府者，传化物而不藏，故实而不能满也"清晰地阐述了六腑（胆、胃、小肠、大肠、膀胱、三焦）以通降为顺，传化水谷和糟粕的特性。从现代医学角度看，关键在于机体的消化道蠕动的方向以及蠕动的强度。蠕动波不向下而反其道而行之，或蠕动波向下的力量不足，皆属中医之"胃气不降"。至于为何出现消化道蠕动波的改变，无非是过食、炎症、胃肠道微环境改变等等。在治疗上，中西医学原则相同，皆以恢复"以通为用"为务。但中西医结合临床实践表，"通里攻下"方药，一般可常规用于急腹症治疗。以天津医科大学吴咸中院士为代表，用承气汤类、陷胸汤类及温下方剂等辨证应用，使急性肠梗阻、急性阑尾炎、消化道穿孔及胆道感染非手术率明显增多，并完成了承气汤保护肠屏障功能的实验研究。

参考文献

[1] 刘新光. 胃肠动力检查手册 [M]. 北京：人民卫生出版社，

2006.

[2] 黄志华.肠道微生态与儿童健康 [J].中华实用儿科临床杂志，2018，33（7）：481-484.

[3] 胡少华，黄永坤.肠道微生态失衡与儿童常见疾病的研究进展 [J].中华实用儿科临床杂志，2019，34（7）：555-558.

[4] 李刚.通腑泻热合剂辅助治疗术后早期炎性肠梗阻的临床研究 [D].广州：广州中医药大学，2000.

[5] 黄坚，熊凤珍，王峻，等.胆道排石合剂治疗肝内三级以上胆管结石 42 例临床分析 [J].广州中医药大学学报，2005，22（3）：188-190.

[6] 谢晓华，姚睿智.通淋排石合剂配合穴位注射治疗湿热型肾绞痛 133 例 [J].中国中医急症，1998，7（5）：213-214.

[7] 孙锋.消瘀化石合剂对于体外冲击波碎石术后促进排石和肾损伤保护作用的观察 [D].广州：广州中医药大学，2005.

[8] 王永炎.中医药治疗急性缺血性脑血管病 120 例疗效观察 [J].中医杂志，1981（4）：31-33.

[9] 王永炎，李秀琴，邓振明，等.化痰通腑法治疗中风病 158 例疗效观察 [J].中国医药学报，1986（2）：22-24.

[10] 张旭红.星蒌承气汤治疗急性脑梗死痰热腑实证患者的临床疗效 [J].临床合理用药杂志，2022，15（6）：17-19.

[11] 吴成挺.加味星蒌承气汤治疗急性缺血性中风痰热腑实证的临床研究 [D].南宁：广西中医药大学，2022.

[12] 马骥.星蒌承气汤联合阿司匹林治疗急性缺血性脑卒中

的疗效观察 [J]. 深圳中西医结合杂志，2020，30（15）：30-32.

[13] 刘宏伟，王一战，邹忆怀. 星蒌承气汤治疗急性缺血性脑卒中的效应机制研究现况 [J]. 中国中医急症，2022，31（7）：1294-1297.

（田文选初稿，李赟修订）

第三十录

胃之大络，名曰虚里，贯膈络肺，出于左乳下，其动应衣，脉宗气也。

【原文释义】

"胃之大络，名曰虚里，贯膈络肺，出于左乳下，其动应衣，脉宗气也。"出自《素问·平人气象论篇》。其大意是说，"虚里"是胃的一条非常重要的经络，它贯穿膈膜，沟通上下，与肺联络，从左乳下方出来，搏动时衣服都会随之震动，它的脉络源于宗气。

【中说西证】

宗气的物质基础。

【中医内涵】

"宗气"之说源于《黄帝内经》，如《灵枢·邪客》曰"宗气积于胸中，出于喉咙，以贯心脉而行呼吸焉"，阐释了宗气的功能。清时孙一奎的《医旨绪余·宗气营气卫气说》则更为全面："人与天地，生生不息者，皆一气之流行尔。是气也，具于身中，名曰宗气，又曰大气。"充实了宗气的概念。"及其行也，肺得之而为呼，肾得之而为吸，营得之而营于中，卫得之而卫于外"拓展了宗气的功能。喻嘉言《医门法律·明胸中大气之法》进一步阐发："统摄营卫、藏府、经络，而令充周无间，环流不息，通体节节皆灵者，全赖胸中大气，为之主持"；"惟气以成形，气聚则形存，气散则形亡"；"大气一衰，则出入废，升降息，神机化灭，气立孤危矣"。张锡纯在《医学衷中参西录》中进一步深入阐释了"宗气"功能失常的表现及大气下陷的系列方药。《医学衷中参西录·升陷汤》曰："夫大气者，内气也。呼吸之气，外气也。人觉有呼吸之外气与内气不相接续者，即大气虚而欲陷，不能紧紧包举肺外也。"并以选方用药升陷汤治疗。

本录深刻揭示了虚里与胃、肺及宗气之间的紧密联系，对中医诊断和认识人体具有重要意义。在中医学说中，经络是气血运行的通道，虚里是胃经别出的一条重要大络脉。胃经的气血通过虚里这一特殊大络，进一步布散至全身。脾胃为后天之本，气血生化之源，胃所受纳腐熟的水谷精微，通过经脉输送到全身各脏腑组织。虚里作为胃之大络，是胃气向外布散的重要通道，反映了胃气的盛衰。虚里之络贯穿膈膜，联络肺脏。膈膜在人体腔中分隔胸腹，虚里经此而上络于肺，体现了其在人体上、中焦之间的沟通作用。肺主气司呼吸，朝百脉，与全身气血运行密切相关。虚里通过与肺相连，将脾胃所化生的水谷精微之气与肺吸入的清气相结合，共同参与宗气的生成与输布。虚里之络出于左乳下方。正常情况下，虚里搏动徐缓，节律一致，按之应手。若虚里之络明显搏动，甚至衣服随之震动，即"其动应衣"。这一搏动现象成为中医通过体表触诊来判断体内气血、脏腑状态的重要手段。

虚里搏动"脉宗气也"，揭示了虚里搏动的本质是反映宗气的状态。宗气由肺吸入的清气与脾胃运化的水谷精气结合而成，聚于胸中，贯注心肺之脉。一方面，宗气推动心脏的搏动，调节血液运行；另一方面，它协助肺司呼吸。虚里作为胃之大络，其搏动依赖于宗气的推动，故可作为观察宗气盛衰的窗口。宗气充沛，虚里搏动有力且节律规整；宗气不足，虚里搏动微弱；若宗气外泄，虚里搏动可能会出现急促、散漫或不应指等异常表现。临床上，医生通过触诊虚里的搏动情况，可推断宗气的强弱，进而判断疾病的轻重与预后。

总之，宗气是中医学中的重要概念，指的是由水谷精微与自然界清气相结合而生成的气，主要聚集于胸中，推动呼吸和血液循环。

【现代研究】

在现代医学理论中，氧饱和度（SpO$_2$）是衡量血液携氧能力的重要指标，在缺氧状态下或心肺功能不全时，氧饱和度则难以维系，而宗气正是由水谷精微与自然界清气相结合而生成的气，主要聚集于胸中，推动呼吸和血液循环，因此，宗气可谓是心肺功能的综合体现者，氧饱和度高低便是宗气强弱的直接体现，反之亦然。研究发现，宏观状态下表现为宗气不足的患者，则客观存在肺功能下降，进而影响氧气的摄入及氧饱和度的水平[1]。例如，慢性阻塞性肺疾病（COPD）患者常表现为宗气虚弱，其氧饱和度普遍低于正常水平。再者心力衰竭患者常伴有宗气虚弱和低氧饱和度的表现。一项针对慢性心肺疾病患者的研究显示，宗气虚弱患者的氧饱和度显著低于宗气充足的患者[2]。通过中药补益宗气，可以显著改善患者的氧饱和度水平。如黄芪中的黄芪多糖能够增强心肺功能，提高氧气的摄取和运输能力，从而改善氧饱和度[3]，补中益气汤能够显著改善慢性心肺疾病患者的氧饱和度水平[4]。

有研究认为，吸入的自然清气即相当于吸入空气中的氧气，水谷精气则是消化物中吸收的糖类、氨基酸、脂肪酸、维生素等物质[5]。其吸入的氧气提供了饮食物吸收的小分子物质的代谢，并将代谢能量经过血液运行输送到全身各处，起到营养作用，代谢后低氧分压的血液通过静脉又回到心肺循环往复。此即自然清气与水谷精气相合，朝百脉令心肺功能有序进行，氧气和小分子物质是形成宗气的原料。所以亦有研究认为，能量代谢的 ATP 实现了宗气的功能[6]。一些气体信号分子如一氧化氮，既具有气的形态，其生成物 L- 精氨酸主要来自血液，作为信号分子参与炎症的改善，保护肺功能，可能与宗气的关系密切。

宗气为后天之气的组成部分。胎儿只有在出生之后，肺叶张开，才有呼吸功能，也就是说，胎儿出生有了呼吸后，肺吸入的氧气与体内消化吸收的小分子物质开始有机运作，经行血液循环，此时便产生了宗气，属于后天产生[7]。"虚里"为胸中空旷清虚之处，大气抟聚之所。宗气生成后，便积聚在胸腔中，有研究认为，肺泡中的气体通过呼吸进入血液循环，为抟聚之气，呼吸系统内尚未通过肺泡膜的，仍然与自然清气相通，尚未转化。只有通过气体交换的氧气，才能参与物质代谢与循环，这就是宗气。

另外，也有研究认为，宗气相当于现代医学的胸内压[8]。胸内压是指胸膜腔内的压力，为负压，由肺的弹性回缩而造成，胸膜腔不与外界相通，这种负性气力维持着肺及气管的扩张，保证着正常的呼吸运动，即"走息道而司呼吸"。宗气虚衰时，可出现"盛喘数绝"的表现，若胸腔与外界相通，则宗气大陷，不能鼓动心肺，出现胸满、气短、呼吸欲停的表现。

【中西会通临证思路】

空气中的氧气常常随着海拔的升高而逐渐稀薄，进而产生高原反应。殊不知，正是大气稀薄才导致了宗气之不足。因此，欲缓解高原反应须补益宗气，代表方剂有参麦散、生脉散等，单药如人参、黄芪、红景天、当归等，其原因可能是这些补气药物在一定程度上增强了机体对缺氧的耐受度。

参考文献

[1]JIAN LI, YONGXUAN SHANG, MINGYU FANG, et al. Correlation between Zongqi deficiency and oxygen saturation in patients with chronic obstructive pulmonary disease[J]. Chinese Journal of Integrative Medicine, 2015, 25（3）: 189-194.

[2]ZHONGWU CHEN, MINGYU FAN, SHAOZE ZHANG, et al. Clinical study on the relationship between Zongqi deficiency and oxygen saturation in patients with chronic cardiopulmonary diseases[J]. Evidence-Based Complementary and Alternative Medicine, 2018, 28（4）: 1-8.

[3]KAI LIU, ZHONG ZHAO,XIAOYONG FAN, et al.Effects of

Astragalus polysaccharides on cardiopulmonary function and oxygen saturation in patients with chronic heart failure[J].Phytotherapy Research，2015，35（6）：3123-3131.

[4]WEI HUANG，YONG WU，FEIMEI LIU，et al.Clinical efficacy of Buzhong Yiqi Decoction in improving oxygen saturation in patients with chronic obstructive pulmonary disease[J].Chinese Journal of Integrative Medicine，2014，27（2）：123-128.

[5] 李艳,严灿. 宗气实质探讨 [J]. 湖北中医杂志,2000(10): 9.

[6] 强世平. 肺主一身之气与 ATP 的关系探讨 [J]. 中医药导报，2006（02 ）：7-8

[7] 张增瑞. 从现代医学角度探析宗气 [J]. 现代中西医结合杂志，2009，18（22 ）：2649-2650.

[8] 张涛，刘燕池，傅骢远. 中医学肺心相关的临床意义及实质分析 [J]. 北京中医药大学学报，1996，19（3 ）：2.

（田文选初稿，李赟修订）

第三十一录

呼吸注意心窝部。

【原文释义】

"呼吸注意心窝部。"出自李少波先生"真气运行法"第一步功法。"心窝部"指的是人体剑突下上腹部正中的位置。这句话的意思是，在一吸一呼之间，将注意力有意轻轻观注这个部位，就好像用"心"去感受这个区域，以引导真气在此处聚集。

【中说西证】

呼吸节律和能量代谢。

【中医内涵】

"呼吸注意心窝部"是李少波先生"真气运行法"第一步功法的要诀。李少波先生是我国著名中医学家，他历经多年研究和实践，创立了"真气运行法"。这是一种通过特定的自我锻炼方法，培养人体真气，调节人体生理功能，以达到增进健康、防治疾病目的的养生保健方法。该方法通过调节呼吸与心率的协调性，优化心肺功能，进而促进气血运行与能量传递。

《素问·灵兰秘典论篇》指出："肺者，相傅之官，治节出焉。"中医理论认为，肺主气、司呼吸，具有调节全身气机的作用。肺通过宣发与肃降功能，调节呼吸节律，辅助心脏推动血液循环，并参与津液的输布与排泄。在"呼吸注意心窝部"的练习中，通过调节呼吸深度与频率，能够增强真气的生成与运行。

真气与宗气相仿，是由肺吸入的清气与脾胃运化的水谷精气结合而成，积聚于胸中，贯注于心肺之脉。心窝部（胸骨剑突下方）是真气汇聚的重要区域。真气的盛衰直接影响心肺功能及全身气血运行。通过"呼吸注意心窝部"的练习，能够增强真气的生成与运行，进而改善心肺功能。心脏振动能量的集中传递可能促进心窝部的血液循环与新陈代谢，导致局部温度升高，表现为热感。通过集中注意力于心窝部，并结合特定的呼吸方式，能够通过真气增强心窝部的气血流动，局部血液循环的改善与代谢活动的增强能导致产热增加，表现为心窝部发热感。

【现代研究】

"呼吸注意心窝部"为何会发热？现在科学技术证

明意念和振动有密切关系，当达到一定的振动频率便会产生能量，继而发热。调匀呼吸，就能调节振动的频率，能量不断增加，在意念的引导下把能量和热量引导到丹田蓄积力量，在这个过程中，意念配合呼吸，对能量起到加持、引导、转移的作用。"真气运行法"的第二步"意息相随丹田趋"、第三步"调息凝神守丹田"即是进一步蓄积能量，以实现第四步"通督"和第五步"漫步周天"。

真气在经隧中运行，是借助呼吸运动的推动力量，有节律地布达全身的，故练习真气运行法必须以调整呼吸为主。呼吸是指机体与外界环境之间的气体交换过程，是维持正常生命活动所必需的基本生理活动之一，其意义在于为机体补充 O_2，并排出 CO_2，以确保机体新陈代谢正常进行。呼吸全过程包括三个环节：外呼吸、气体运输与内呼吸。其中，内呼吸包括组织换气和细胞内的生物氧化，而内呼吸即为体内真气活动情况，即细胞摄取氧气，转化为能量，从而促进细胞新陈代谢，这即是推动真气的循经运行，赋予身体各组织生命活力，以使生命各组织器官发生有机联系。使用调息法培养真气，贯通经络则显得尤为重要。

在真气运行法"呼吸注意心窝部"的练习过程中，随着呼吸的调整和注意力的集中，呼吸节律逐渐变得平稳、深长。这种呼吸的变化会通过神经反射和体液调节机制，影响心脏的节律和功能。一方面，平稳的呼吸可减少对心脏的不良刺激，使心脏的节律更加稳定；另一方面，深长的呼吸能够增加氧气的摄入，提高血氧饱和度（SaO_2），为心脏提供更充足的能量。当习练者专注于呼吸并将注意力集中在心窝部时，会感受到呼吸和心跳逐渐协调，形成一种和谐的节律，这种节律的调整对整体生理功能的改善具有重要意义。现代医学试验证明，真气运行法具有提高免疫力、协调神经内分泌、增强机体脏器生理功能等作用，在各个层面激发生命活力，增进机体健康[1]。

【中西会通临证思路】

"真气运行法（学）"是李少波先生对人类养生学的重大贡献，系基于中医理论的一种自我调节方法，能够通过优化心肺功能、增强气血运行，提高机体的抗病能力而起到养生作用。在神经官能症、慢性阻塞性肺疾病、心力衰竭、免疫功能低下等患者的康复治疗中，不失为一种有益的辅助治疗方法，有时甚至可以以此为主。当然，应在专业人员的指导下练习，以防走偏。

参考文献

[1] 张秋海，李天晓，战旗.中医"真气运行法"及其健身效果研究进展 [J].陕西中医药大学学报，2016，39（01）：119-122.

（丁照然初稿，李赟修订）

第三十二录

毫针者，尖如蚊虻喙，静以徐往，微以久留之而养，以取痛痹。

【原文释义】

"毫针者，尖如蚊虻喙，静以徐往，微以久留之而养，以取痛痹。"出自《灵枢·九针十二原第一》。阐述了毫针的形态特点与针刺操作方法及适用病证。"毫针"是古代九针之一，也是现代针灸临床最常用的针具。"蚊虻"指蚊子和牛虻这类昆虫。"喙"指它们细长尖锐的嘴。"静"体现了医者针刺时的状态，要心平气和、沉稳安静，专注于操作，不可慌乱。"徐往"指进针动作要缓慢、轻柔。"微"指的是针刺手法要轻微，不要大幅度提插、捻转，以减少对穴位和经络的刺激。"久留"意味着留针时间相对较长。"养"有濡养经气之意。"取"有治疗、去除之意。"痛痹"是中医痹证的一种，主要因寒邪偏盛，侵袭人体经络关节，导致气血运行不畅，以疼痛剧烈为主要特点。

整句的意思是，毫针，像蚊子虻虫的喙一样纤细尖锐，进针要沉稳安静、心平气和，运针要缓慢，手法轻柔，留针时间略长，即可濡养经气，调节阴阳，治疗痛痹。

【中说西证】

针刺镇痛的原理。

【中医内涵】

《黄帝内经》对痛症的病因、发病机制认识较为系统，包括外感六淫致痛、饮食不节致痛、脏腑受病致痛、五运六气变化致痛、气分受伤致痛等。《素问·举痛论篇》中论述道："经脉流行不止，环周不休，寒气入经而稽迟，泣而不行，客于脉外则血少，客于脉中则气不通，故卒然而痛。"中医学认为痛症的病因不外乎"气滞血瘀""不通则痛"，说明痛症与经络不通关系密切，此为针灸治疗痛症提供理论基础。

《黄帝内经》认为毫针辅以补虚泻实的手法，对治疗痹病疼痛有良好的作用。《灵枢·官针》："病痹气痛而不去者，取以毫针。"《灵枢·根结》："用针之要，在于知调阴与阳。"中医学认为针刺是通过"调气"和"治神"而实现镇痛。调气者，即"通其血脉，调其气血"，主要体现在调节脏腑经络气血偏胜、调节阴阳平衡，及调节气血运行。此外《素问·宝命全形论篇》云"凡刺之真，必先治神"，治神者，是针刺施术的基本和前提，通过治神"令气易行"。

【现代研究】

古代医家已经将痛与镇痛机理和人体的神紧密关联，这与现代医学从神经科学角度论述遥相呼应。现代医学通过电生理方法发现，中脑导水管周围灰质（PAG）中的神经元在针刺镇痛中发挥重要作用[1]。同时证实，针刺过程中有某种有镇痛作用的物质在发挥作用，包括经典神经递质，如5-羟色胺、去甲肾上腺素、乙酰胆碱、腺苷等；亦有"神经肽"，如阿片肽（如脑啡肽、内啡肽、内吗啡肽、强啡肽）、抗阿片肽（如胆囊收缩素）、社交肽（催产素）等[2]。此为针刺治疗急、慢性疼痛性疾病，乃至针刺麻醉的主要机制。

【中西会通临证思路】

"杂合以治"是古人治病的重要方略。临床上对于一些以疼痛为主的疾病，在用药物治疗的同时，还可以结合针刺以调畅气血、疏通经络，综合治疗常能取得更佳疗效。

参考文献

[1] 张吉,张宁.针刺镇痛机制的探讨[J].中国针灸,2007(01):72–75.

[2] 韩济生.针麻镇痛研究[J].针刺研究,2016,41(05):377–387.

（白俊嫄初稿，李赟修订）

第三十三录

主病之谓君，佐君之谓臣，应臣之谓使。

【原文释义】

"主病之谓君，佐君之谓臣，应臣之谓使。"出自《素问·至真要大论篇》。论述药方中的"君臣佐使"功能定位。"君"，《说文解字》释其义为"尊也"，在药方中，针对主病起主要治疗作用的药物为君药。"臣"，《说文解字》释其义为"臣，牵也，事君也"，在药方中辅助君药或是针对兼病的药物为臣药。"佐"，即辅助，在药方中佐药，配合或反佐君、臣药以及治疗次要兼证的药物。在古代官制中，"使"是由皇帝特派临时性有某种任务的官员，专任某事，以弥补设官之不足，方中使药常有两种意义，一是引经，引领方中诸药至特定病所的药物；二是调和，具有调和方中诸药作用的药物。

总之，药方中治疗主要病证的是君药，配合君药以及治疗次要兼证的药物叫臣药，辅助臣药的称为使药。

【中说西证】

方剂配伍的现代研究。

【中医内涵】

中医制方理论是中医药辨证论治的精髓，内涵为君臣佐使配伍、性味配伍、升降浮沉配伍、七情和合配伍等，其中君臣佐使配伍理论在临床中应用较多，是制方理论的核心内容。《神农本草经》有"上药一百二十种为君，主养命；中药一百二十种为臣，主养性；下药一百二十五种为佐使，主治病；用药须合君臣佐使"之论。

君臣本是古代国家管理等级地位的概念，古代天子或诸侯都可以称为君，辅佐君王者称为臣。早在春秋时期中国医药学家在《黄帝内经》中将此概念引入中医制方理论，以国家严格的等级管理体制借喻组方中药物的主次、数量和剂量等关系，成为后世君臣佐使理论的雏形，形象而生动，奠定了方剂组方理论的基础。《素问·至真要大论篇》则更加深入："帝曰：善，方制君臣何谓也？岐伯曰：主病之谓君，佐君之谓臣，应臣之谓使，非上中下三品之谓也。帝曰：三品何谓？岐伯曰：所以明善恶之殊贯也。"对君、臣、使的地位、作用进行进一步说明。《素问·至真要大论篇》再次深入："气有高下，病有远近，证有中外，治有轻重，适其至所为故也；大要也，君一臣二，奇之制也；君二臣四，偶之制也；君二臣三，奇之制也；君二臣六，偶之制也。故曰：近者奇之，远者偶之；汗者不以奇，下者不以偶；补上治上制以缓，补下治下制以急；急则气味厚，缓则气味薄，适其至所，此之谓也。"指出要根据病性虚实、病位深浅、证候轻重、治法缓急来确定制方大小、选药和药量。到了秦汉时期，《神农本草经·序》中又补充道："药有君臣佐使，以相宣摄。合和宜一君、二臣、三佐、五使，又可一君、三臣、九佐使也。"即根据实际病情来安排君臣佐使药味的多少，以达到互相促进、互相协调的治疗效果。

【现代研究】

"君臣佐使"理论是中医临床用药组方不可或缺的基本指导原则。其实质就是确立处方中药物配伍的主从关系、明确的分工以及紧密的配合关系，使方剂能充分发挥协助，综合地防治疾病的作用。

现代对部分古方的君臣佐使分别进行实验研究，以观察不同药物在病证中所起的重用。有人对酸枣仁汤[1]通过分别去掉君药、臣药、佐药、使药之后方剂体现出的镇静安神作用，来反证出去掉的药物在原方中的地位和作用。发现原方在去掉君药酸枣仁后，其镇静安神的药理作用最差，说明君药酸枣仁在全方中对小鼠镇静安神的作用最大，其性平味酸甘，养肝血，安心神，为治疗失眠之主药。药理实验也证实酸枣仁中的主要成分棘苷、酸枣仁皂苷有较好的镇静安神、抗惊厥的作用，并且也是酸枣仁汤中的主要成分。原方在去掉臣药茯苓后，其镇静安神的药理作用也有所下降，说明臣药茯苓在全方中起镇静安神的作用仅次于酸枣仁，其味甘淡，健脾利水安神，辅助君药酸枣仁加强镇静安神的作用。现代药理实验研究表明茯苓中含有茯苓多糖、组氨酸、胆碱、卵磷酸、脂肪酸、蛋白酸、甲盐等。这些有效物质除了有明显的利尿作用，也与巴比妥类药物表现出协同作用[2]。另外研究表明，茯苓与酸枣仁、甘草同用时，有利于酸枣仁的主要成分棘苷、酸枣仁皂苷的析出。至于知母，川芎和甘草三味药，虽然在实验中没有明显地体现出镇静催眠作用，但是在原方中的地位也不可小觑。其中臣药知母是针对肝阴虚型失眠的兼证阴虚发热起主要治疗作用。佐药川芎调畅气机，疏达肝气，与君药酸枣仁配伍，一辛散一酸收，相反相成，以达养血调肝之妙。使药甘草起到的调和诸药的作用。另外，实验表明酸枣仁汤的催眠作用是君臣佐使搭配共同起作用的结果，去掉原方中任何一味药，其催眠的作用都明显减弱[3]。此实验又一次证明了"君臣佐使"理论的科学性。

随着现代科学技术的发展，出现了分子层面的君臣佐使制方，由雄黄、青黛、丹参和太子参组成的中药复方"复方黄黛片"是治疗急性早幼粒细胞白血病（APL）的分子复方，研究发现该方对 APL 病人的完全缓解率是96.7%~98%，5 年无病生存率达到 86.88%[4]，疗效极佳。方中雄黄的主要成分是四硫化四砷，青黛的有效成分是靛玉红，丹参的有效成分则是丹参酮 II A。该方是按照分子配伍法组方而成，四硫化四砷是君药，它直接作用于癌蛋白，通过诱导其降解，逆转癌细胞的疯长，使其分化成熟；丹参酮和靛玉红是臣药，主要是通过促进癌蛋白的泛素化并加快其降解，进一步促进白血病细胞的分化成熟，抑制癌细胞的细胞周期及分裂增殖；青黛降低雄黄的毒副作用，为佐制药。并且丹参酮和靛玉红增加运送四硫化四砷的通道蛋白的数量，显著增加了进入白血病细胞的四硫化四砷浓度，从而提高了疗效，起到了"使药"的作用。复方黄黛片通过各组分的联合应用，产生了大于3 个组分加和的协同效应 [5, 6]。复方黄黛片正是分子配伍的现代中药。这说明"君臣佐使"理论不仅被数千年的中医临床证明是科学的，同样也被现代分子生物学证明是科学的。

【中西会通临证思路】

"君臣佐使"的处方配伍原则是中医临床取效的关键。

随着现代中药药理学的研究进展，我们得到更多方式来解读经典方剂，在证实中药方剂配伍的科学性的同时，通过吸收现代药理学研究的成果，在临床上将会组出更多有益于提升疗效的新方剂。

参考文献

[1] 张晨阳，李柏林，郭长江. 酸枣仁改善睡眠障碍的作用及其有效成分 [J]. 营养学报，2024，46（02）：196-202.

[2] 周子桐，董雪，张雅倩，等. 分析珍珠粉、茯苓、绞股蓝及其复合物改善小鼠睡眠作用的影响 [J]. 世界睡眠医学杂志，2024，11（02）：465-469.

[3] 封硕. 酸枣仁汤君臣佐使配伍的药效学研究 [D]. 沈阳：辽宁中医药大学，2007.

[4] 孙锋，陈楠楠，成玉斌. 复方黄黛片治疗急性早幼粒细胞白血病 204 例经验总结 [J]. 中西医结合学报，2008（06）：639-642.

[5] 侯美辰，张英杰，李旭，等. 复方黄黛片含药鼠血清对HL-60 细胞的作用研究 [J]. 亚太传统医药，2020，16（05）：29-33.

[6] 施嘉奇，汪敏. 从分子水平阐明中药治白血病机理 [N]. 文汇报，2008-03-11（1）.

（田文选初稿，李赟修订）

第三十四录

一味丹参散，功同四物汤。

【原文释义】

"一味丹参散，功同四物汤。"出自《妇人明理论》。其原文曰："以丹参一物而有四物之功，补血生血，功过当归、地黄；调血敛血，力胜芍药；逐瘀生新性倍川芎。妇人诸病，不论产前产后，皆可常用。"《本草纲目》云："按妇人明理论：四物汤治妇人病，不问产前产后，经水多少，皆可通用，唯一味丹参主治与之相同，盖丹参能破宿血……其功大类同当归、地黄、川芎、芍药故也。"《本草从新》说："丹参补心，去瘀生新……功兼四物，为妇科要药。"《滇南本草》亦有"丹参……一味可抵四物补血之功"的记载。

"四物汤"始载于宋《太平惠民和剂局方》，由《金匮要略·妇人妊娠病脉证并治》篇中胶艾汤去艾叶、阿胶、甘草化裁而来。由熟地黄、白芍、当归和川芎四味药组成，被认为是妇科之总方、调经之通剂，功效以养血调经为主，可加减应用于胎前产后诸证。

【中说西证】

"一味丹参散,功同四物汤"与组分配伍。

【中医内涵】

丹参散仅有一味丹参,其性味苦、微寒,无毒,归心和脾经。核心功效在于调经、补血、去瘀和生新血,适用于血虚和血瘀的症状。《神农本草经》指出,丹参可治疗心腹邪气、肠鸣如走水、寒热积聚,具有破癥除瘕、止烦满和益气的作用。《名医别录》强调其养血,《药性论》《日华子本草》谓具有安神定志的作用。综合来看,丹参的功效主要体现在活血祛瘀和补血调经两个方面。

四物汤以熟地为君药,性味甘,微温,擅长补血滋阴,益精填髓;当归为臣药,性味甘、辛,温,补血活血、调经止痛;白芍性味苦、酸、甘,温,养血敛阴、柔肝和营;川芎辛温,活血行气,能够畅达血脉。整体而言,四物汤补血而不滞、行血而不伤正[1]。

丹参散与四物汤在活血祛瘀的功效上既有相似之处,也存在明显的区别。丹参散的活血祛瘀主要体现在破宿血和生新血的方面,正如《日华子本草》所述"瘀血不祛,新血不生"。丹参具有清心除烦的作用,能够养神定志,促进心血的生成,因而对心脏的功能有积极影响。然而,丹参性偏寒凉，适用于有热象的患者，但对于寒象者则需谨慎使用。四物汤的功效则更加全面，既能活血化瘀，又能补血和调营。其主要成分如当归和川芎的配伍，能够活血散瘀、行气止痛，体现了中医学中"气为血之帅，气行则血行"的理论。四物汤的重点在于调补肝血，兼行血中之气，从而达到补而不滞、动静结合的效果。四物汤的熟地、当归、川芎性偏温，因此整体性质也偏温。在应用方面，四物汤的补血效果较强，适用于血虚症状明显的患者。而丹参则更适合于血虚伴随胸脘胀闷或消化不良的患者，因为它既不滋腻又能散满止痛，促进消化。此外，当归和川芎的辛温特性使其在血虚瘀而有热的情况下不太适宜，而丹参的味苦、微寒、性走窜则更适合于此类患者。对于因热扰心神引起的心烦失眠，丹参的凉血安神作用更为合适，而四物汤则不太适用。

【现代研究】

一、丹参散的现代药理研究

研究发现，丹参具有显著的抗血栓形成和抗动脉粥样硬化作用。丹参中的丹参酮能提高纤溶酶活性，促进纤维蛋白溶解，其抗血栓的形成与抗凝血及抑制血小板聚集等作用有关[2]。复方丹参注射液对垂体后叶素引起的心肌缺血具有保护作用，能够加速心肌缺血或损伤的修复，并减轻急性心肌缺血的程度 [3]。丹参还显著扩张冠脉，增加冠脉流量。在降压和改善微循环方面，丹参煎剂、丹参注射液、复方丹参注射液、白花丹参注射液及丹参叶注射液均显示出不同程度的降压效果，并能改善不同动物的微循环障碍，尤其对冠心病患者的微循环障碍有积极作用 [4]。低浓度的丹参对离体动物心脏有一定抑制作用，而丹参酮ⅡA磺酸钠则能轻微增加麻醉犬的心输出量 [5]。同时，丹参酮ⅡA磺酸钠对犬红细胞形态具有明显保护作用 [6]，丹参酮ⅡA还能够显著提高红细胞的带氧功能，并具备耐常压缺氧的作用 [7]。对于肝脏，丹参对四氯化碳引起的急性肝损伤和肝硬化均有保护作用 [8]，同时丹参注射液能显著促进体外肝细胞DNA的合成。在肺部方面，丹参注射液对肺纤维化和肺损伤具有保护作用，并能减轻呼吸窘迫综合征的症状。丹参注射液还能明显降低巨噬细胞的吞噬指数，并与环磷酰胺合用时表现出协同作用 [9]。丹参有明显的中枢神经系统镇静作用，随剂量增加而增强，同时可改善学习和记忆能力 [10]。丹参还具有抗胃溃疡、促进皮肤创伤和骨折愈合的作用，对肾功能衰竭有显著保护效果，能提高未成年大鼠的雌醇含量，增加子宫重量 [11]。

二、四物汤的现代药理研究

现代药理学研究表明，四物汤主要含有苷类、有机酸类、多糖类、生物碱类、挥发油类、氨基酸类、苯酞类及微量元素等成分。这些成分中有超过100种化学物质，是其发挥药效活性的关键基础[12]。四物汤主治营血虚滞证，其传统功效主要体现在补血与活血方面。四物汤通过补充血容量和活血抗凝来调节血液系统的功能[13]。四物汤可促进骨髓细胞及造血干/祖细胞的增殖，从而增加骨髓中 CD34$^+$ 细胞的数量和外周血细胞的数量[14, 15]。四物汤还能够促进促红细胞生成素（EPO）及肾组织 EPO mRNA 的表达，进一步促进红系细胞的生长，改善造血功能[16]。同时，四物汤能够促进淋巴细胞分泌白介素（IL）–3 和 IL–2，并调节 IL–3、IL–4R、IL–6、IL–7R 和 IL–18 基因的表达，从而发挥其补血作用[17–19]。四物汤调节骨髓细胞中 NF–κB 基因和 TGF–β_1 基因的表达可能是补血作用的机制之一[20]。四物汤能够有效调节急性血瘀大鼠的全血黏度和血浆黏度，从而改善血液流变性，发挥活血化瘀的作用[21]。四物汤还具有修复缺血损伤、改善瘀血和渗出，以及促进肠系膜微循环的功能，能够减少血液的浓度、黏度和聚集状态[22]。研究表明，四物汤与胶艾汤均可改善血液流变性、延长凝血时间和抑制血小板聚集，但四物汤的活血作用更为显著[23]。同时，四物汤通过抑制 TF 途径发挥抗血栓形成的作用[24]。这些动物实验结果证实了四物汤"补血不滞血、行血不伤血"

的特点，为四物汤在临床治疗血瘀相关疾病提供了重要的理论支持。

【中西会通临证思路】

综上所述，丹参的功效与四物汤相似，古人所言"一味丹参散，功同四物汤"确实是有其依据的。然而，随着研究的深入，发现丹参与四物汤在药理作用上仍存在一定的差异。丹参和四物汤都具有补血和活血的作用，但丹参更侧重于心血管保护和抗氧化，而四物汤则强调通过调节造血功能和改善血液流变性来实现其补血效果。丹参适合于血栓和心肌缺血等病症，而四物汤则更适合于血虚和调经等问题。总体而言，丹参在消瘀通络、祛瘀生新方面的作用较强，适合于有瘀血和血崩的患者；而四物汤则更适合于滋补调血的需求。因此，在临床用药时，应根据患者的具体证候进行辨证论治，灵活运用丹参与四物汤，以达到最佳疗效，而不应仅仅依赖于"一味丹参，功同四物"的说法来影响其各自的真实功效。

参考文献

[1] 汪如镜.""一味丹参散，功同四物汤"之我见 [J]. 中医临床研究，2017，9（07）：39–40.

[2] 霍苏，崔鹤蓉，顾昱昊，等. 基于网络药理学探究丹参

对血小板聚集的机制 [J]. 西北药学杂志，2021，36（4）：586-595.

[3] 乔思蓉，陈雨萌，李康杰，等 . 丹参注射液的药理作用和临床应用研究进展 [J]. 现代药物与临床，2024，39（11）：2977-2982.

[4] 彭招华，袁侣明，韩民利 . 丹参的药理作用研究概况 [J]. 中药材，2001（09）：690-693.

[5] 范全心，苏应衡 . 丹参酮ⅡA 磺酸钠在部分体外循环中对犬红细胞形态的影响——扫描电子显微镜的观察 [J]. 山东医学院学报，1984（04）：51-54.

[6] 何晓静，菅凌燕，王守涛，等 . 丹参酮ⅡA 注射用亚微乳对冠脉结扎犬心脏血流动力学的影响 [J]. 中国医院药学杂志，2009，29（01）：23-26.

[7] 李磊，戴金凤，王小如，等 . 丹参提取物耐缺氧功能及营养化学研究 [J]. 食品科学，2005（04）：232-235.

[8] 黄晓菡 . 丹芪活肝胶囊对急性肝损伤保护作用的实验研究 [D]. 广州：广州医学院，2009.

[9] 乔思蓉，陈雨萌，李康杰，等 . 丹参注射液的药理作用和临床应用研究进展 [J]. 现代药物与临床，2024，39（11）：2977-2982.

[10] 傅晓晴，蔡宗苇，黎先春，等 . 丹参对中枢神经系统的生理病理多功能调治作用的研究 [J]. 中医药学刊，2003（03）：373-376.

[11] 柴争妍，彭新，杨琦帆，等 . 丹参及其药对药理作用

及临床应用研究进展 [J]. 安徽中医药大学学报，2024，43（06）：108-112.

[12] 何丹，万丹，舒骏，等. 四物汤物质基础、药理作用及临床应用研究进展 [J]. 中药药理与临床，2020，36（6）：221-229.

[13] 王正引，郭明章，全世建. 四物汤对血虚证小鼠肝细胞凋亡以及凋亡相关基因表达的影响 [J]. 中华中医药杂志，2015，30（06）：2219-2222.

[14] 谭玮，宋崇顺，谭洪玲，等. 四物汤对综合放血法致小鼠血虚证造血功能的影响 [J]. 中国中药杂志，2005（12）：926-929.

[15] 马增春，高月，谭洪玲，等. 用分子中药组学技术研究四物汤补血的作用机理 [J]. 世界科学技术，2005（03）：24-28，85-86.

[16] 范启兰，许春鹃，甘祝军. 四物汤对小鼠血清促红细胞生成素及其基因表达影响的实验研究 [J]. 时珍国医国药，2008(07)：1601-1602.

[17] 曹蔚蔚，郑钦岳，杨延莉. 四物汤对小鼠脾细胞分泌 IL-3 和 IL-2 的促进作用 [J]. 第二军医大学学报，2004（05）：558-559.

[18] 郭平，王升启. 四物汤对血虚证小鼠骨髓细胞 IL-6 和 IL-18 基因表达的影响 [J]. 山东中医杂志，2013，32（04）：272-274.

[19] 郭平，郭霞.四物汤对辐射致血虚证模型小鼠骨髓细胞 IL-4R 和 IL-7R 基因表达的影响 [J]. 山东中医药大学学报，2009，33（06）：526-527.

[20] 郭平，王升启.四物汤及活性单体对血虚证小鼠骨髓细胞 NF-κB 和 TGF-β_1 基因表达的影响 [J]. 山东中医药大学学报，2013，37（04）：324-326.

[21] 周莉江，何瑶.四物汤对急性血瘀模型大鼠血液流变性作用的研究 [J]. 中药药理与临床，2015，31（04）：3-6.

[22] 李伟，彭欣，郎庆龙，等.血虚大鼠肠系膜微循环改变与四物汤干预作用研究 [J]. 时珍国医国药，2010，21（03）：625-627.

[23] 郑传柱，贾梅，张丽，等.胶艾汤与四物汤对血瘀模型大鼠活血功效的比较研究 [J]. 中草药，2014，45（18）：2652-2657.

[24] 邓春雷，陈熙.四物汤对血管内皮细胞分泌组织因子及其抑制物的影响 [J]. 南华大学学报（医学版），2001（02）：120-121，123.

（李文亚初稿，张杰修订）

第三十五录

肥人气虚生寒，寒生湿，湿生痰；瘦人血虚生热，热生火，火生燥，故肥人多寒湿，瘦人多热燥也。

【原文释义】

"肥人气虚生寒，寒生湿，湿生痰；瘦人血虚生热，热生火，火生燥，故肥人多寒湿，瘦人多热燥也。"出自（《仁斋直指方·火湿分治论》）。意思是说，肥胖者多气虚，气虚导致阳气不足，进而增加体内寒气的蓄积；寒凝易使水从湿化，日久形成痰湿，进而加重肥胖状态，形成恶性循环。而瘦人多见血虚，血虚阴液不足，易生内热，由于阴液不足，内热易化为火，火则导致体内的燥热状态。由此可见，肥胖者多表现为寒湿，而瘦弱者则多出现热燥症状。

【中说西证】

胖人多痰与瘦人多火的体质学本质。

【中医内涵】

一、"肥人多痰"的病因病机

"肥人多痰"病机以脾虚为基、痰湿为标、气滞为变。符合先天生痰体质，后天酿痰环境，痰瘀互结为终局的发展轨迹。生痰之源:《丹溪心法》确立"肥人三本"(痰、湿、虚)体质学说,指出痰湿实为"未病之因"与"既病之果"。成痰之枢:陈士铎《石室秘录·论气虚多痰》阐明"中焦气化失司"本质,揭示脾失健运致"津液→湿浊→脂膏"的病理转化。《临证指南医案·湿》将肥胖病机归纳为精微异化成痰湿的过程。程文囿《医述·治法》提出"阳虚痰凝"的观点,将病机进程归纳为脾虚生痰、痰阻气滞、气滞血瘀、阳失温煦的四步传变模式。《傅青主女科·肥人不孕》强调妇女更易患肥胖,原因在于痰湿停积日久,助长膏脂的形成,尤与"恣食厚味"有关。管玉衡《诊脉三十二辨·六阴脉辨》以"沉脉似棉裹铁"形容痰湿凝滞之脉象,与叶天士"舌苔浊腻如碱"的舌象共同构成肥胖证的诊断要点。

二、"瘦人多火"的病因病机

先天禀赋与情志内伤为发病之端。《灵枢·五变》"长冲直扬,其心刚"揭示"刚则多怒"引发气逆血瘀,郁火灼肌。脏腑虚损乃病机核心,尤重脾肾二脏;肾精亏耗为病之本,《灵枢·五变》"血气逆留"形成虚实呼应,体现"火不归元"与"气逆化火"的病机转化。《素问·玉机真藏论篇》"大骨枯槁"属先天之精衰竭；脾胃虚损为病之枢。《难经·十四难》"三损"传变（自皮毛至脏腑的渐进过程）致气血不荣。《诸病源候论·虚劳羸瘦候》论及精血亏虚则肌肤失充。《脾胃论·饮食劳倦所伤始为热中论》阐明"气虚阴火"致肌失濡养。《景岳全书·虚损》直指"脾元败"为消瘦根本。《医宗必读·虚劳》更警示"脾胃先绝则生机难续"。气血津液失调贯穿病程始终，《丹溪心法·痨瘵》提出"阴虚火旺夹痰瘀"的复杂病机，《临证指南医案·虚劳》补充"虚阳浮越"加重阴精耗损证型，此证与《临证指南医案·虚劳》指出"木火之质"（特指阴虚阳亢体质）易致阴精耗损相似。值得关注的是《医林改错·气血合脉说》另辟蹊径，强调"血瘀阻络致气不达肌"的实证病机，完善了本虚标实的动态辨证体系。从《黄帝内经》"真气衰竭"到《医林改错》"血瘀致瘦"，勾勒出由虚致实、因实更虚的学术发展脉络，完整呈现"虚—火—瘀"病理构成。

【现代研究】

一、肥胖的分子机制

五大基因通过神经内分泌调控（LEPR/MC4R）、能量代谢重编程（FTO/SH2B1）及摄食行为异常（SIM1）

三条通路共同构成肥胖发生的遗传因素，其中 FTO 与 MC4R 的基因 – 代谢物交互作用尤为突出 [1-5]。高糖环境通过激活脂肪组织巨噬细胞中长链酰基辅酶 A 合成酶 –1（Long-Chain Aycl -CoA Synthetase 1，ACSL-1）的表达，驱动 M1 型巨噬细胞极化并促进脂质异常蓄积，从而形成 "糖代谢紊乱—炎症激活—脂肪沉积" 的肥胖病理闭环 [6]。脂肪组织中巨噬细胞对细胞外葡萄糖水平较为敏感，高糖可促进 ACSL-1 的表达，ACSL-1 通过使巨噬细胞中 M1 表型向极化方向演变，并促进脂质积累，从而造成肥胖现象 [7]。线粒体功能障碍通过引发脂肪组织糖脂代谢紊乱及活性氧（ROS）异常累积导致能量失衡性肥胖，而棕色脂肪组织中丰富的线粒体含量则与肥胖发生率呈显著负相关 [8, 9]。

二、消瘦的病理机制

消瘦在癌症、慢性疾病患者及老年人群中与代谢紊乱密切相关，其机制涉及多系统交互作用。肿瘤通过增强糖酵解、脂肪酸氧化及氨基酸代谢重编程导致宿主能量消耗增加 [10, 11]，而炎症介质 IL-6 和 TNF-α 通过抑制肌肉蛋白质合成加剧肌肉萎缩 [11, 12]。神经内分泌调节异常表现为抑郁和焦虑症状与食欲下降显著相关 [13, 14]，抑郁症患者升高的皮质醇水平进一步抑制摄食行为 [12]。消化系统疾病如炎症性肠病、慢性肝病及胰腺功能不全通过代谢紊乱（肝功能损害致食欲减退）和吸收障碍（胰酶缺乏致脂肪吸收不良）引发进行性体重下降[10, 15]。内分泌代谢异常中，甲状腺功能亢进通过提高基础代谢率加速脂肪/肌肉分解[11]，糖尿病控制不良引发多尿和能量代谢紊乱，而库欣综合征后期因肌肉萎缩导致体重减轻[10, 16]。营养摄入失衡（高热量低营养饮食）与活动水平下降（尤其是老年人群）形成恶性循环，加速肌肉流失和消瘦进程[17, 18]。学龄期消瘦儿童多伴随有血清微量元素（铁、锌、钙）和维生素（维生素A、维生素D、维生素E）的低表达[19]。肠系膜上动脉压迫综合征（SMAS）导致的消瘦常被忽略[20]。

综合病理机制看，肥胖的西医本质体现为线粒体障碍导致脂质蓄积，这与中医"阳化气，阴成形"的理论密切相关，线粒体的功能正是阳化气的物质基础，阳虚不能蒸化，导致痰湿等阴邪凝聚。同时，也为先天生痰体质，后天酿痰环境，痰瘀互结为终局的发病轨迹提供了科学依据。而消瘦的西医机制主要涉及营养吸收障碍与代谢亢进的双重作用，其中吸收障碍对应中医"脾胃失运"证候，代谢亢进则符合"阴虚火旺"的典型生理病理特征。

【中西会通临证思路】

对于肥胖者，其核心病机在于肾阳虚衰，气化失司（元阳不足致水液代谢障碍）与脾失健运（火不生土致湿浊内生）交互作用，正如《素问·至真要大论篇》"诸湿肿满，皆属于脾"所述，痰湿凝聚形成膏脂堆积，治疗当以金匮肾气丸温补肾阳合参苓白术散健脾化湿，佐半夏、苍术增强化痰消脂之力；而消瘦者多因阴虚火旺灼耗精微（脾胃阴亏致运化失职）与虚火内生（阴不制阳致气血耗损）协同致病，遵循《素问·阴阳应象大论篇》"精不足者，补之以味"之训，治宜左归丸滋阴填精配合四君子汤健脾益胃，辅以天花粉生津、当归养血、生地滋阴，实现"滋水涵木，培土生金"的调治目标。

参考文献

[1]PATELP，SELVARAJUV，BABUJR，et al.Racialdisparities in methylation of NRF1，FTO，and LEPR geneinchildhoodobesity[J].Genes（Basel），2022，13（11）：2030.

[2]HOLDER JJ，ZHANG L，KUBLAOUIB M，et al.Sim1 gene dosagemodulates the homeostatic feeding response to increased dietaryfat in mice[J].Am J PhysiolEndocrinol Metab，2004，287（1）：E105-E113.

[3]FAROOQ S，RANAS，SIDDIQUIA J，et al.Association of me-tabolites with obesity based on two gene variants，MC4R rs17782313 and BDNF rs6265[J].Biochimica biophysica acta Molecular basis of disease，2021，1867（7）：166144.

[4]DOCHE M E, BOCHUKOVA E G, SU H W, et al.Human SH2B1 mutations are associated with maladaptive behaviors and obesity[J].J Clin Invest, 2012, 122（12）: 4732-4736.

[5]DINA C, MEYRED, GALLINAS, et al.Variationin FTO con-tributes to childhood obesity and severe adult obesity[J].Nat Genet, 2007, 39（6）: 724-726.

[6] 李纪新, 邱林杰, 任燕, 等.肥胖慢性炎症中医药治疗的潜在靶点: 巨噬细胞极化 [J]. 中国中药杂志, 2023, 48（19）: 5113-5121.

[7]MCARDLE MA, FINUCANE OM, CONNAUGHTON RM, et al.Mechanisms ofo besity-induced inflammation and insulinresistance: insights into the emerging role of nutritional strate-gies[J].Front Endocrinol（Lausanne）, 2013, 4: 52.

[8] 刘霞. 高脂肪饮食破坏线粒体致体重增加 [J]. 饮料工业, 2024, 27（1）: 75.

[9]NEDERGAARD J, BENGTSSON T, CANNON B.New powers ofbrown fat: fighting the metabolic syndrome[J].Cell Metab, 2011, 13（3）: 238-240.

[10]FERRER M, ANTHONY TG, AYRES JS, et al. Cachexia: A systemic consequence of progressive, unresolved disease[J]. Cell, 2023, 186（9）: 1824-1845.

[11] KASUMI E, CHIBA M, KUZUMAKI Y, et al. Development and Characterization of a Cancer Cachexia Rat Model Transplanted

with Cells of the Rat Lung Adenocarcinoma Cell Line Sato Lung Cancer（SLC）[J]. Biomedicines，2023，11（10）：2824.

[12]TICHY L，PARRY TL. The pathophysiology of cancer-mediated cardiac cachexia and novel treatment strategies：A narrative review[J]. Cancer Med，2023，12（17）：17706-17717.

[13] LI C，CHENG S，CHEN Y，et al. Exploratory factor analysis of shared and specific genetic associations in depression and anxiety[J]. Prog Neuropsychopharmacol Biol Psychiatry，2023,30（126）：110781.

[14] YANG M，LIU L，GAN CE，et al. Effects of home-based exercise on exercise capacity，symptoms，and quality of life in patients with lung cancer：A meta-analysis[J]. Eur J Oncol Nurs，2020,10（49）：101836.

[15]KO HS，ATTENBERGER U. Medical imaging in cancer cachexia[J]. Radiologie（Heidelb），2024，64（1）：10-15.

[16]ROCHA IM，FONSECA DC，TORRINHAS RSM，et al. Understanding the gut microbiota in cancer cachexia[J]. Curr Opin Clin Nutr Metab Care，2023，26（5）：482-489.

[17] GILMORE LA，PARRY TL，THOMAS GA，et al. Skeletal muscle omics signatures in cancer cachexia：perspectives and opportunities[J]. J Natl Cancer Inst Monogr，2023，2023（61）：30-42.

[18]DIRECTO D，LEE SR. Cancer Cachexia[J]：Underlying Mechanisms and Potential Therapeutic Interventions[J]. Metabolites，

2023,13（9）:1024.

[19] 李园园，何方园.学龄期消瘦儿童血清微量元素和维生素 A、D、E 水平及其影响因素的相关性分析 [J]. 贵州医药，2024，48（04）：569-571.

[20] 张萱纯,杨昱,赵一璟,等.肠系膜上动脉压迫综合征——不能忽视的消瘦病因 [J]. 中国临床研究，2024，37（03）：447-450.

（白俊嫄初稿，张杰修订）

第三十六录

虚羸而甚，食少泻多，虽喘嗽不宁，但以补脾为急……脾有生肺之能……土旺而生金，勿拘拘于保肺。

【原文释义】

明·李中梓在《医宗必读·虚劳》中正式提出培土生金理论："虚劳而甚，食少泻多，虽喘嗽不宁，但以补脾为急……脾有生肺之能……土旺而生金，勿拘拘于保肺。"肺五行属金，脾五行属土，肺为脾之子，脾为肺之母。母病及子，土虚不能涵养肺金，通过补脾可达到益肺的疗效，称为补脾益肺，亦称培土生金，体现了五行相生的理论在治疗方法中的应用。

【中说西证】

培土生金法的科学依据。

【中医内涵】

培土生金法的理论渊源可追溯至《黄帝内经》。《素问·咳论篇》云："五脏六府皆令人咳，非独肺也。"《难经·六十九难》提出"虚则补其母"，《金匮要略·血痹虚劳病脉证并治》用黄芪建中汤"疗肺虚损不足"，《脾胃论·清暑益气汤》之"脾始虚，肺气先绝"，均为李中梓在《医宗必读·虚劳》中提出培土生金理论奠定了坚实基础。中医理论认为，肺为金，脾属土，土生金，因此，补土则金旺。肺和脾的关系主要体现在气的生成和水液代谢两个方面。从气的生成来看，脾主运化生谷气，肺主呼吸纳清气，谷气与清气在肺中结合为宗气。《灵枢·邪客》说："宗气积于胸中，出于喉咙，以贯心脉，而行呼吸。"若脾虚运化无力，气的生成不足，肺气便虚，母子相及，形成恶性循环。从水液代谢来看，脾主运化水液，维持水液正常的生成与输布；肺主通调水道，维持水液正常的输布与排泄，二者协调配合，津液正常代谢。脾失健运、肺失宣降则水湿不化而成痰饮。

【现代研究】

一、培土（健脾）可增强呼吸肌功能

《素问·痿论篇》说"脾主身之肌肉"，因此，脾的运化功能强健与否，关系到肌肉，包括呼吸肌的健康与否[1]。膈肌疲劳是 COPD 患者发生呼吸衰竭的重要病理生理机制之一。稳定期 COPD 患者中肺脾两虚证者彩超膈肌功能较其他组减弱程度更甚 [2]。蛋白质供应不足、蛋白质合成减少是肺气肿病人膈肌重量下降，收缩力、耐力减弱的重要原因。有研究显示 [3]，用健脾益肺方治疗支气管哮喘后观察组肺动态顺应性高于对照组，中心气道黏性阻力低于对照组，患者的肺功能、呼吸功能改善明显。补脾可增强病人食欲，增加蛋白质和能量的供应。补脾益气药人参含有蛋白质合成促进因子，能促进 DNA、RNA 的生物合成，对糖代谢亦有促进作用。大枣、白术、甘草都能增加实验动物的体重，增强肌力 [4]。黄芪所含的黄芪多糖有助于蛋白质的合成 [5]。由此可见，补脾法可增加蛋白质供应，促进蛋白质的合成，改善呼吸肌的能量供应和血流量，从而提高呼吸肌的收缩力和耐力，使通气条件得到改善。

二、培土（健脾）能增强呼吸系统的防御功能

研究表明，营养不良对细胞免疫功能有抑制作用，使胸腺组织发生形态学改变，皮质、髓质分化不良，胸腺萎缩，淋巴细胞计数减少，前体分化障碍，对植物血凝素试验反应降低。在体液免疫方面，虽然血清抗体成分大多正常，但呼吸道的分泌型 IgA 减少，呼吸道易发生反复感染 [6]。健脾方药不仅可以健运脾胃，补充营养，而且还能直接提高免疫系统的功能，临床所见 [7]，慢性阻塞性肺部疾病伴脾虚者确有免疫功能低下的表现，运用健

脾法改善营养状态后，免疫功能均有提高。

三、培土（健脾）能减少气道黏液高分泌

气道黏液是一种脂质、糖结合物和蛋白质的稀释溶液，会形成一种脂质双层体，上层为黏液层，浮于其下的为稀薄浆液层，在维持气道湿化、协助上皮细胞功能等方面起着重要作用。病理状态下，黏液分泌异常，长期和过度黏液分泌积聚，将阻塞呼吸道管腔，并导致严重的气流受限。现代研究发现，哮喘缓解期肺脾气虚证患儿接受益脾固肺方治疗能调节呼吸道炎性因子水平[8]；健脾扶正法能够发挥双向免疫调节作用，对治疗脾虚型反复呼吸道感染引起的黏液高分泌有重要的作用[9]；运脾生金颗粒及芪参益肺汤治疗反复呼吸道感染可有效缓解患儿临床症状[10]。

【中西会通临证思路】

综上所述，现代临床与实验研究，间接揭示了中医"培土生金"治法的科学内涵。不过近年来一些动物实验表明，上消化道与幽门螺杆菌（Hp）相关之炎症可能通过一种非肾上腺素能、非胆碱能感觉神经通路引起慢性支气管炎之发生，而非过去所谓之直接感染。这更直接地说明，脾胃功能的失调可直接引发慢性支气管炎的发生，而"痰"为其主要临床表现，"脾为生痰之源，肺为储痰之器"奥

秘因此昭然若揭矣，"培土生金"的科学内涵亦因此昭然若揭矣。

参考文献

[1] 周晓芸，马军，胡涛，等.基于"脾主肌肉"的慢阻肺合并膈肌疲劳与线粒体能量代谢关系探讨 [J].时珍国医国药，2019，30（11）：2712-2714.

[2] 李大治，肖凡，王春娥，等.COPD 稳定期肾不纳气证与肺脾两虚证患者膈肌功能差异临床研究 [J].山西中医，2021，37（10）：45-47.

[3] 石燕平.健脾益肺定喘汤对支气管哮喘患者呼吸力学及免疫指标的影响 [J].河南医学高等专科学校学报，2021，33（05）：553-555.

[4] 汪静，张玉蓉，朱晓宁.人参皂苷 Rh2 通过调控 AsTP3 及 p-AKT/FoxO1 通路对肝脏葡萄糖代谢作用及机制的研究 [C]//第十届全国疑难及重症肝病大会论文汇编.[出版者不详]，2019：227.

[5] 王含誉，罗良涛.肌肉萎缩中医药防治研究概述 [J].辽宁中医药大学学报，2021，23（10）：48-53.DOI：10.13194/j.issn.1673-842x.2021.10.012.

[6] 王军，许文静，刘碧博，等.脑瘫儿童营养与免疫因子检测及个体化营养干预效果研究 [J].中国儿童保健杂志，2021，29（05）：484-487，491.

[7] 张根荣，陈凯. 温肺健脾益气汤治疗老年稳定期慢性阻塞性肺疾病的临床分析 [J]. 中华肺部疾病杂志（电子版），2021，14（06）：805-808.

[8] 李志东. 自拟益脾固肺汤对哮喘缓解期肺脾气虚证患儿肺功能及呼吸道炎症炎性因子水平的影响 [J]. 中医临床研究，2021，13（25）：98-100.

[9] 杨丽娟，李宝华. 健脾扶正法治疗脾虚型反复呼吸道感染的有效性分析 [J]. 黑龙江医学，2019，43（06）：575-576.

[10] 侯红丽. 芪参益肺汤联合运脾生金颗粒对反复呼吸道感染患儿症状改善及免疫功能的影响 [J]. 首都食品与医药，2018，25（23）：174.

（段淑文初稿，张杰修订）

第三十七录

诸寒之而热者，取之阴；热之而寒者，取之阳，所谓求其属也。

【原文释义】

"诸寒之而热者，取之阴；热之而寒者，取之阳，所谓求其属也。"出自《素问·至真要大论篇》。"诸"指各种病症，"寒之"，即用寒凉药物治疗；"热者"，指仍然发热的病症；"取之阴"，意思是应从滋阴的角度来治疗；"热之"，指用温热药物治疗；"寒者"，指依旧表现为虚寒的病症；"取之阳"，即应从补阳的角度论治；"属"，指疾病的根本属性，是说上述治法就是要求找到疾病的根本属性，从根源上进行治疗。

这句话的意思是，用了寒凉的药物治疗后，热症仍不消退，这要从阴分去求治，因为这种热可能是阴虚阳亢导致的虚热；用了温热的治疗后，寒症仍不缓解，这要从阳分去求治，因为这种寒可能是阳虚阴盛导致的虚寒；所以要寻求疾病阴阳归属的根本，针对其更深的病因进行治疗，而不是单纯对症处理。

【中说西证】

阳虚与阴虚各有其物质基础。

【中医内涵】

对于"取之阴"和"取之阳"的理解，历代医家的观点不尽相同。

一、主张阴虚、阳虚的观点

1. 王冰与马莳的心肾水火学说：王冰在《黄帝内经素问》中注释道："诸寒之而热者取之阴，热之而寒者取之阳，言益火之源以消阴翳，壮水之主以制阳光，故曰求其属也。"马莳也表示："帝问治寒以热，治热以寒，乃方士不能废之道。然而，若以寒治热而热病仍存，以热治寒而寒病不去，甚至新病复发，原因何在？伯言人有五脏，肾经属水为阴，因此当寒之而热仍存者，应当从阴经入手，所谓壮水之主以制阳光；而心经属火为阳，若热之而寒仍在者，则应从阳经入手，所谓益火之源以消阴翳。"

2. 张景岳的命门水火学说：张景岳在《类经》中强调，寒之而热者是指用苦寒药物治疗热症时，热反而增加，这并不是因为火的过剩，而是由于真阴不足。阴液不足时，阳气相对过剩，导致热症。因此，应当从阴的角度进行治疗，补充阴气以配合阳气，这样阴气恢复后，热症自然会减退。对于热之而寒者，他指出，若用辛热药物治疗寒症而寒反而加重，这并非因为寒气过剩，而是由于真阳不足。阳气不足时，阴气相对过剩，导致寒症。因此，应当从阳的角度进行治疗，补充水中之火，以恢复阳气，从而消除寒症。张景岳进一步解释，所说的"益与壮"是指温补阳气和填补真阴；而"源与主"则是强调求其根本，水火的本源皆在命门之中。李念莪在《内经知要》中指出："求其属者，求于本也，一水一火，皆肾中求之。"

尽管以上两种观点在表面上有所不同，但实质上都强调从肾中寻求水火，探讨阴阳的关系。它们都源于王冰的观点，即"益火之源以消阴翳，壮水之主以制阳光"。这一理论对后世产生了深远的影响，开创了补肾学说的先例。因此，"取之阴"所指的阴是肾阴（即水——真阴），而"取之阳"所指的阳则是肾阳（即火——真阳）。

二、主张阴盛、阳盛的观点

清代高士宗认为"取之阴"指的是阴盛，而"取之阳"则指阳盛。《黄帝内经素问直解》云："诸寒之而热者，以寒为本，故取之阴，当以热药治之；诸热之而寒者，以热为本，故取之阳，当以寒药治之。"他认为，寒之而热实际上是由于真寒假热，表现为阴盛抑制阳气；而热之而寒则是由于真热假寒，表现为阳盛抑制阴气。因此，对于这两种情况，应采取相反的治疗方法，即"热因热用""寒因寒用"。这一观点与王冰、马莳、张景岳和李念莪等人的看法截然不同。

三、主张"反佐治法"的观点

这一观点主要由明末清初著名医家张志聪提出。他在注解中指出：寒之而不寒者，是真阴不足；热之而不热者，是真阳不足。若病情未能缓解而长时间使用寒热药物，反而会导致偏胜之病的再度发生。因此，应当求其属以衰之，"取之阴"和"取之阳"是指应同时补充阴和阳。以寒治热、以热治寒的做法属于平治之法，而补阴以胜热、补阳以胜寒则是反佐之道。可见，张志聪的观点和王冰的观点是一体两面。

【现代研究】

一、温阳补肾法治疗激素抵抗型肾病综合征的临床研究

研究表明，激素抵抗型肾病综合征（Steroid-Resistant Nephrotic Syndrome，SRNS）多见于肾阳虚型，表现为腰部冷痛、怕冷、神疲乏力等症状，这些与神经、免疫和内分泌系统的调节及代谢异常密切相关。下丘脑-垂体-肾上腺轴（HPAA）在肾阳虚的调控中起着关键作用，温补肾阳法能够显著改善HPAA的功能，并通过动态监测尿-17羟皮质醇和钙调素（CaM）水平来评估肾阳虚的程度。肾阳充足时，能够有效维持水液代谢，而肾阳亏虚则导致

HPAA 功能紊乱，进而引发蛋白尿和足细胞损伤，形成恶性循环。因此，温补肾阳药在治疗肾阳虚证中具有重要的临床意义[1]。

陆安康[2]在研究原发性肾病综合征阳虚本质的探讨中指出：原发性肾病综合征根据肾阳虚损之程度，通过测定血色素、血白蛋白、球蛋白、蛋白电泳、胆固醇、肾小球滤过率、尿-17羟皮质醇等检查，发现其有共同内在联系，如红细胞、血色素、血清蛋白均见降低，肾功能如尿比重、酚红排泄及肾小球滤过率均见下降，并按肾阳虚损之程度不同依次递减；还发现肾阳虚肾病型水肿病例服温肾利水中药后，利尿作用与原来阳虚之程度成反比，即阳虚愈轻，尿量越多，阳虚越重，尿量越少。对于以肾阳不足表现为寒象的肾阳虚，是中医所谓"热之不热，是无火也"，故治以补肾壮阳、补益精气为主，药以金匮肾气丸、右归丸、五子衍宗丸等治疗。

二、温阳法对激素增敏作用的机制

现代药理研究表明，右归丸能够调节下丘脑-垂体-甲状腺、肾上腺和性腺轴，抑制激素诱导的胸腺细胞凋亡，从而有效促进肾病综合征患者生理机能的恢复，特别是在激素撤退过程中。研究还发现，右归丸能上调 SRNS 患者的 $GR\alpha$ 数量，改善激素抵抗，提高临床疗效，但对 $GR\beta$ 的调节作用不明显，降低幅度未显著[3]。研究指出，GRα/GRβ 比例失衡，尤其是 GRβ 的过高表达，是导致继发性激素抵抗的重要因素，从中医阴阳理论来看，GRα 属于"阳"范畴而 GRβ 属于"阴"范畴，因此 SRNS 患者体内 GRα 表达低而 GRβ 表达高，表现出"阳虚阴盛"的病理特征。通过使用右归丸补助肾阳，治疗组患者的 GRα 表达增加，进一步表明温补肾阳法对激素抵抗型肾病综合征患者的免疫功能具有显著的调节作用[1]。实验研究证实，右归胶囊能够改善肾阳虚大鼠的肾脏病理结构，升高 CD4+T 细胞的水平，同时减少调节性 T 细胞和 CD8+T 细胞，从而增强机体的免疫力[4]。右归丸与泼尼松合用能明显升高 TP、ALB 含量，降低 24 小时尿蛋白、BUN 及 Scr 水平，其协同作用更强[5]。

三、肾阴虚的物质基础

徐湘茹等[6] 在建立高血压病阴虚证多模态病证结合诊断模型中提到：阴虚火旺证中差异蛋白的功能主要与物质代谢、补体和凝血途径、免疫应答有关，表明机体在阴虚火旺状态下更可能发生代谢异常、组织损伤、免疫功能下降、炎症反应以及凝血机制异常，毛连根等人研究知柏地黄丸治疗阴虚火旺证的作用机制，发现其通过恢复与免疫、代谢、炎症、凝血等机制相关的蛋白水平，从而稳定能量代谢、增强组织修复能力、改善免疫功能、缓解炎症反应、促进血液循环，以达到滋阴降火的效果。

治疗：对于阴虚发热，由于阴液不足而表现的一派热象，中医认为是"寒之不寒是无水也"，故以滋补肾阴、大补肾水、有火者用滋阴降火为治法。药以六味地黄丸、左归丸、二至丸、大补阴丸及杞菊地黄丸等治疗。

【中西会通临证思路】

SRNS 的形成原因及其机制相当复杂，已有的研究结果显示可能与糖皮质激素受体的信号途径异常、免疫功能紊乱、各种感染、足细胞相关基因突变及原发性肾病综合征的病理类型不同等因素密切相关。激素虽属"大热"之药，激素冲击疗法当属"壮火"，壮火食气，使机体脏腑阴阳平衡发生紊乱，掩盖了"肾阳虚"的本质，故曰"热之不热"。治疗这种"无火"证，非益火之源之品不能见效。初用桂、附、干姜，继之则宜用淫羊藿、巴戟天、仙茅等温润之品，方能以消阴翳。而对于服用糖皮质激素治疗后表现为阴虚的患者，滋阴降火则可以明显减轻激素的副作用，此即为"壮水之主以制阳光"之用也。

参考文献

[1]戴恩来.激素抵抗型肾病综合征的中西医结合治疗思路[J].中国中西医结合肾病杂志，2015，16（07）：565-567.

[2]陆安康.原发性肾病综合征阳虚本质的探讨[J].上海中医

药杂志，1994（06）：5-7

[3] 戴恩来，施云剑，王蕾，等 . 右归丸对激素抵抗型肾病综合征的增敏作用及对其耐药基因的影响 [J]. 中国中西医结合肾病杂志，2014，15（12）：1052-1055.

[4] 戴恩来，卫建辉，贾宝岗，等 . 右归丸对激素抵抗型肾病综合征增敏作用及免疫功能的影响 [J]. 中医研究，2015，28（02）：13-16.

[5] 王新斌，戴恩来，薛国忠，等 . 右归丸联合糖皮质激素对阿霉素肾病肾阳虚证大鼠 Nephrin、Podocin 的表达及阳虚症状的影响 [J]. 中国处方药，2019，17（09）：29-31.

[6] 徐湘茹，何云，周颖，等 . 基于多模态的高血压阴虚证现代化诊断模式初探 [J]. 世界科学技术：中医药现代化，2021，23（11）：3926-3931.

（党文静初稿，李赟、张杰修订）

第三十八录

当归气味辛甘，既不虑其过散，复不虑其过缓，得其温中之润，阴中之阳。故能通心而血生。号为血中气药。故凡一切血症阴虚，阳无所附，而见血枯、血燥、血闭、血脱等症，则当用此主治。

【原文释义】

"血中气药"之说首见于清·黄宫绣《本草求真》，谓"当归气味辛甘，既不虑其过散，复不虑其过缓，得其温中之润，阴中之阳。故能通心而血生。号为血中气药。故凡一切血症阴虚，阳无所附，而见血枯、血燥、血闭、血脱等症，则当用此主治"。当归的气味辛甘，既不过于发散，也不过于缓和，性温而润，具阴中之阳的特性。通心脉而促进血液生成，称为"血中气药"。当归作为主药，可以治疗一切血症，如血枯、血燥、血闭和血脱等。

【中说西证】

当归系"血中气药"的物质基础。

【中医内涵】

当归，为伞形科植物当归的根，又名干归、云归，主产于甘肃、陕西、四川、云南等地，尤以甘肃岷县当归产量多，质量好，为道地药材。当归性味甘、辛，温，归肝、心、脾经，功善补血、调经、活血止痛、润肠通便，主治血虚诸症、妇女月经不调、跌打损伤、瘀血作痛等病。当归按药用部位分可分为归头、归身、归尾、全当归。李东垣云："当归头则止血上行，当归身则养血中守，当归尾则破血下流，全当归则活血不走。"可见，当归"血中气药"的特点涵盖了当归补血、活血两方面的作用。

【现代研究】

药理学实验表明，当归能够提升机体的造血功能，增加血管中的血容量，改善缺血或造血障碍大鼠的外周血象及骨髓单个核细胞水平，增强骨髓细胞的活性[1]。当归多糖促进细胞周期素 Cyclin D2 mRNA 的表达，降低骨髓单个核细胞表面 CD44 和 CD49d 的含量，从而恢复辐射后受损小鼠的造血功能[2-4]。当归多糖能降低活性氧（ROS）、丙二醛（MDA）和单胺氧化酶（MAO）的水平，提升骨髓细胞的线粒体含量和膜电位，增强线粒体膜的稳定性，抑制造血干细胞的过度凋亡[5]。当归还能够增加血虚小鼠的血红蛋白含量[6]，维持血液中血栓素与 6- 酮前列腺素 F1α、组织型纤溶酶原激活物与纤溶酶原激活物抑制物的动态平衡，从而实现补血作用。这些研究结果表明，当归通过多途径提高机体造血功能。

当归具有双向调节机体凝血系统的能力，既能发挥抗凝血作用，又能止血。研究显示，当归多糖能够显著延长凝血酶时间并提高出血小鼠的血小板聚集率[7]。当归中的阿魏酸被视为抗血小板聚集能力的标记物[8]，能够抑制 5- 羟色胺（5-HT）和血栓素 A2（TXA2）的释放，从而提高前列环素（PGI2）与 TXA2 的比率，发挥抗血小板聚集作用，进而预防血栓形成。

当归挥发油主要由苯酞类、萜烯类、酚类和烷烃类等多种化学成分组成，苯酞类是其主要活性成分[9]。研究表明[10]，当归挥发油通过提高血清中一氧化氮（NO）和内皮型一氧化氮合酶（eNOS）的水平，同时降低内皮素 -1（ET-1）的水平，实现对血管内皮舒张与收缩功能平衡的改善，并呈现出剂量依赖性。此外，当归挥发油还通过降低血管内皮上微小 RNA（miRNA）-122 的表达，促进靶基因 L- 精氨酸转运体基因 Slc7a1 的转录，从而增强细胞中 eNOS 底物 L- 精氨酸的转运，加速 NO 的合成并提高其生物利用度，藁本内酯是实现这一作用的重要成分。NO 可看作是血管中的气，由此可见，藁本内酯是当归"血中气药"的物质基础。

现代药理学研究揭示了当归既能补血又能活血的物质基础。作为和血药的代表，当归在临床上广泛应用于血虚证和血瘀证，尤其适用于兼有血虚和血瘀的病症。因此，我们可以认为"一味当归，功同四物"。

【中西会通临证思路】

总论当归，诗以咏之。

戴恩来之《当归吟》[11]，溯源荐优，讲天分，求地候，寓西于中，寓情于药，对当归做全面的解读。特录之以飨读者。

当 归 吟

陇药久闻名，当归称巨星。

质优佳天下，九州共一品。

始载《本草经》，魏晋栽培行。

宕州行处有，道地在岷州。

岷州山川秀，雨露沃土收。

高寒水润下，清湿化阴柔。

昼夜温差大，阳热秉几筹。

茂叶不允抽，精华根底留。

一朝栽下苗，三载静候守。

大头曰"莲归"，"马尾"股多由。

性温味甘苦，理血占鳌头。

富含阿魏酸，抗凝功用稠。

归头状如莲，补血是高手。

归身肉最厚，养血争上游。

归尾兼通络，其性善行走。

妇人血为本，血乖百病钩。

血虚无子嗣，安胎血中求。

血亏月经少，活血痛经休。

失调血不和，经闭河断流。

产后大便涩，增水能行舟。

诸证方虽异，主药当归优。

杂病亦同理，血和病无忧。

肺燥痰久咳，"金水六君"瘳。

中风血管病，"夏氏"探微幽。

岷归大剂使，化裁自"佛手"。

"佛手"成系列，针对异证候。

"中风""补脑"膏，远销越洋州。

屡屡起沉疴，声名远悠悠。

圣哉岷当归！芹嫂化精灵。

当归应当归，望夫寄深情。

深情孕圣药，保延苍生龄。

根植黄厚土，文明传至今。

参考文献

[1] 张晓君，祝晨蕨，胡黎，等 . 当归多糖的免疫活性和对造血功能影响 [J]. 中药药理与临床，2002（05）：24–25.

[2] 张雁，关雪晶，吴宏，等 . 当归多糖对放射损伤小鼠骨髓单个核细胞黏附分子表达及细胞周期的影响 [J]. 中国组织化学与细胞化学杂志，2010，19（06）：587–592.

[3] 张雁，芮永军，糜菁熠 . 当归多糖对放射损伤小鼠骨髓单个核细胞黏附分子表达及黏附功能的影响 [J]. 江苏中医药，2011，43（11）：86–88.

[4] 张雁，吴宏，关雪晶，等 . 当归多糖照射前后给药对放射损伤小鼠造血功能恢复的比较研究 [J]. 重庆医科大学学报，2010，35（07）：965–969.

[5] 崔兴，张静，陈泽涛 . 当归多糖干预再生障碍性贫血模型小鼠线粒体功能异常机制研究 [J]. 山东中医药大学学报，2019，43（04）：407–411.

[6] 李惠莹，唐云丽，钟文，等 . 当归不同极性部位提取物 5 个成分含量测定及补血药效学研究 [J]. 药物分析杂志，2022，42（06）：1019–1028.

[7] 杨铁虹，贾敏，梅其炳，等 . 当归多糖对凝血和血小板聚集的影响 [J]. 中药材，2002（05）：344–345.

[8]ZHANG K X，SHEN X，YANG L，et al.Exploring the Q–markers of *Angelica sinensis*（Oliv.）Diels of anti–platelet aggregation activity based on spectrum–effect relationships[J].Biomed

Chromatogr，2022，36（9）：e5422.

[9] 李伟霞，泥文娟，王晓艳，等．当归化学成分、药理作用及其质量标志物（Q-marker）的预测分析 [J]. 中华中医药学刊，2022，40（06）：40-47，274.

[10] 石玉，李梦琦，杨诗宇，等．当归挥发油的化学成分和药理作用研究进展 [J]. 中国现代应用药学，2024，41（07）：1006-1014.

[11] 戴恩来．当归吟 [J]. 甘肃中医学院学报，2014，31（02）：117.

（田文选初稿，张杰修订）

第三十九录

邪在于络，肌肤不仁；邪在于经，即重不胜；邪入于腑，即不识人；邪入于脏，舌即难言、口吐涎。

【原文释义】

"邪在于络，肌肤不仁；邪在于经，即重不胜；邪入于腑，即不识人；邪入于脏，舌即难言、口吐涎。"出自《金匮要略·中风历节病脉证并治》。言中风的病机为经脉之气痹阻。病邪中人常有轻重深浅之分。如病变较轻，邪中络脉，则营卫不能运行于肌表，故肌肤麻痹不仁；如病变较重，邪中经脉，则气血不能运行于肢体，故肢体沉重；若病情更重，邪气深入脏腑，影响脏腑功能，故出现不识人、不能言语、口吐涎等严重症状。

【中说西证】

从现代研究看中经络、中脏腑之异。

【中医内涵】

中风的相关论述首见《黄帝内经》,其关于"偏枯""风痱""仆击""大厥""薄厥"等的描述与中风病的临床表现相似,如《灵枢·刺节真邪》曰:"虚邪偏客于身半,其入深,内居营卫,荣卫稍衰,则真气去,邪气独留,发为偏枯。"由于营卫俱虚,真气不能充于全身,邪气侵袭于半身偏虚之处导致一侧上下肢偏废不用。《灵枢·热病》曰:"痱之为病也,身无痛者,四肢不收。"且具有神昏志乱的特征。《素问·调经论篇》云:"血之与气,并走于上,则为大厥,厥则暴死。"多因情志刺激,使气和血都循经上逆而郁结在头部,症见突然昏倒、不省人事,如同暴死一样。可见《黄帝内经》对中风症状的认识,有四肢不用、神志异常的特征表现。而"中风"之病名首载于张仲景的《金匮要略·中风历节病脉证并治》"夫风之为病,当半身不遂,或但臂不遂者,此为痹。脉微而数,中风使然",且对病情进行了分析和归纳总结,认为"邪在于络,肌肤不仁;邪在于经,即重不胜;邪入于腑,即不识人;邪入于脏,舌即难言、口吐涎"。至于"邪入于腑",注家有两种解释:一者以喻昌《医门法律》为代表,认为腑即是胃。因为"胃为六府之总司也。于是风入于胃中,胃热必盛,蒸其津液,结为痰涎,壅塞隧道"。又说"胃之支脉络于心者,才有壅塞,即堵其神气出入之窍，故不识人"。二者沈明宗《金匮要略编注》认为入腑即入脑。其曰"邪入于腑堵塞脑间，神机不能出入鉴照，则不识人"。这两种说法都有一定的道理，总之胃热熏蒸，痰热蒙蔽神明，故不识人。"邪入于脏"，为何"舌即难言、口吐涎"？这里的脏主要指心，因心为五脏之君主。舌为心之苗。邪入心经则舌纵，廉泉开则流涎沫。其实中风之后，邪入脏腑，引起脏腑功能紊乱，很难区别在何脏腑，故后世临床皆以闭证脱证来辨治。

对于中风病的病因，后世医家认识不一，唐宋以前多从外风立论，认为系正虚感受风邪引起。自金元以后，多认为内因为主，提出非外风之说。如刘河间主"心火暴甚"；李东垣认为"正气内虚"；朱丹溪认为是由于"气虚痰湿自盛"而致；张景岳则主张"内伤积损颓败而然"；叶天士指出"精血衰耗，水不涵木，木少滋荣，故肝阳偏亢"；王清任认为系"气虚血瘀"而成。

对于中风的诊断与鉴别诊断，《金匮要略》强调"千般疢难，不越三条：一者，经络受邪，入脏腑，为内所因也；二者，四肢九窍，血脉相传，壅塞不通，为外皮肤所中也；三者，房室、金刃、虫兽所伤"。所以人体正气不足，无力抗邪，则受外邪可由经络直中脏腑；若人体正气虽馁，但仍能抗邪于外，则邪气只能侵袭人体外表的经脉，导致血脉痹阻，但不能深入脏腑，谓之中经络。中经络者则肌肤麻木不仁，邪入于经，则荣气之行涩，内骨外肉皆失所养，故重不胜；邪入于腑，腑气不通，升降出入失常，则神窒于内，故不识人；邪入与脏，则诸脏受邪，邪盛必入心，乱其神明，神明无主，故舌难言而涎自出。

【现代研究】

现代医学认为，脑卒中是大脑缺血性或出血性改变，导致脑组织相关功能丧失。通过头颅 CT、MRI 等研究发现：中络、中经主要以缺血性改变为主，中腑、中脏主要以出血性改变为主。中风的经络脏腑辨证与脑血管事件的病理性质密切相关，包括缺血性和出血性两种类型。中经络出现的病理变化通常与非重要功能区的损伤有关[1]，可能表现为出血量小或未损伤关键功能区域。而中脏腑的病变则多发生在重要功能区，通常是由于血肿的压迫或缺血所致。因此，理解中风的发生机制需要关注不同部位的病理性质与功能影响。

缺血、单病灶和小病灶的病变主要损伤大脑的放射冠、脑叶和基底节区，此外可能还会出现皮质下动脉硬化等表现。由于内囊与大脑皮层之间的多种功能性投射纤维呈放射状排列，其纤维的分散性使得该区域的梗死常表现为局限性的神经系统症状，患者可能出现手足麻木或认知障碍等表现。基底节区是最易发生梗死和出血的部位，内囊后肢的内 1/3 处临近丘脑，集中有上行的网状纤维，一旦发生血肿压迫，可能导致神志和精神状态的改变；如果该区域未受损，则主要表现为中络证。相较之下，涉及脑叶、基底节区、放射冠和脑干的损伤通常面积更大，病灶更为多发。基底节区内分布着内囊、外囊、豆状核和尾状核，损伤外囊、尾状核或内囊前肢等非上行系统时，可能导致偏瘫或偏身感觉障碍，而无神志变化。低位脑干（延髓）损伤则常引发交叉性瘫痪，符合"即重不胜"的中经络表现。

出血性病变通常涉及内囊、丘脑和脑干等组织，表现为单病灶或大病灶的损伤。内囊位于丘脑、尾状核与豆状核之间，包含运动和感觉纤维，其中膝部为运动纤维通过，后部则为视、听纤维通过。因此，血肿对后部的压迫可能导致视觉和听觉障碍。丘脑出血可能压迫上行性网状激活系统，导致神志障碍，并伴随颅神经或偏侧肢体的纯运动性或运动感觉性障碍，以及听神经和视神经的损伤。由于脑干连接着 3~12 对脑神经，负责调节心血管运动、体温、睡眠和呼吸等功能，因此其损伤可能引起血压和脉搏的变化。特别是高位脑干（桥脑上 2/3 段被盖部）内的白质中集中了大量上行和下行的神经纤维束，损伤可直接导致意识模糊和昏迷等症状。此外，混合损伤可能造成瞳孔、眼球、肌肉、运动、记忆和意识等功能的障碍，表现为目光凝视、失语和呼吸循环紊乱等症状。这些出血性改变通常是中脏腑病变逐渐加重的结果。

不同的基础疾病可能导致中风疾病的不同类型。例如高血压患者血压增高易造成动脉分支的血管壁内压和透壁压增高，形成内皮损伤，通透性增高，LDL-C 容易进入内膜，形成动脉斑块、硬化，破裂即发生脑血管事件[2]。情绪常是其诱发因素，诚如《素问·生气通天论篇》说"阳气者，大怒则形气厥，而血菀于上使人薄厥"，可中经络也可中脏腑。糖尿病患者的高血糖状态，脂质代谢异常，体内自由基水平增高，红细胞膜稳定性下降，变形能力降低，血黏度增高，可加重缺血性损害，同时脂质紊乱状态导致内皮细胞结构紊乱性增生，可导致动脉壁脂质改变，或玻璃样变，造成了组织缺血性改变，常为中经络表现[3]。冠状动脉粥样硬化患者，脑动脉粥样硬化经常存在，引起脑循环供血不足，导致中风发生，多为中经络。房颤中风多因壁血栓形成脱落进入脑循环造成脑栓塞，附壁血栓较难消融，常导致中脏腑发生。

【中西会通临证思路】

大量临床实践表明，脑血管病的危险因素主要有两个：一是梗死或出血的面积和出血量，二是出血和梗死的具体部位。古代医家和《中医内科学》中常通过观察患者是否存在神志改变来鉴别诊断中经络（脑血管痉挛或小面积脑梗死）与中脏腑（脑出血），这虽为早期或较粗略的诊断方法，但对少量出血、小面积梗死或一过性的脑血管痉挛仍具有一定的诊断价值。然而，仅凭神志的改变并不足以准确判断是脑出血还是脑梗死。例如，脑出血量少时也可能没有神志改变，而脑梗死在面积较大时则可能出现神志变化。同理，脑血管病的临床病情严重程度也与出血或梗死的部位密切相关，例如，脑干出血即使出血量少也可能非常危险。因此，准确诊断出血量和具体部位需要依赖现代医学的检查手段，如 CT 和 MRI。这些先进的影像学技术提供了精准的诊断依据，确保能够准确判断出血量和部位，从而在临床上制定更有效的治疗方案。

参考文献

[1] 孟毅，赵英霖.《金匮要略》中"中风"经络脏腑辨证与病史及 CT 表现的联系 [J]. 辽宁中医杂志，2009，36（09）：1452-1453.

[2] 曾进胜，黄如训 . 高血压动脉硬化性混合性中风的实验病理学研究 [J]. 中国神经精神疾病杂志，1992（06）：340-342，383.

[3] 杨攀 . 急性脑梗死合并糖尿病（中风中经络）中医证型分布规律及其影响因素研究 [D]. 成都：成都中医药大学，2017.

（丁照然初稿，张杰修订）

第四十录

凡中风跌倒，卒暴昏沉，急以三棱针刺十二井穴，当去恶血，乃起死回生妙诀。

【原文释义】

"凡中风跌倒，卒暴昏沉，急以三棱针刺十二井穴，当去恶血，乃起死回生妙诀。"出自明·杨继洲《针灸大成》。对于中风或跌倒导致的突然昏沉等病症，应急采用三棱针刺十二井穴，此法能够有效去除体内的瘀血，具有起死回生的神奇效果。

【中说西证】

放血疗法的现代医学基础。

【中医内涵】

井穴，多位于手足之端，为五输穴之一，是经气所出的部位，即"所出为井"，可用来治疗神志疾病。井穴刺络放血疗法作为中医传统的急救措施，具有醒脑开窍、顺接经气、调和阴阳、化瘀通络的作用，是中风急性期重要治疗方法。《素问·刺腰痛篇》和《灵枢·邪气脏腑病形》中已提出"恶血",而《素问·血气形志篇》云"凡治病必先去其血"及《素问·针解篇》提出"菀陈则除之者,出恶血也",说明该疗法具有祛瘀生新、疏通经络的功效。《乾坤生意》中记载"凡初中风跌倒……急以三棱针,刺手十指十二井穴,当去恶血。又治一切暴死恶候,不省人事,及绞肠痧,乃起死回生妙诀",明确了将三棱针作为放血工具,并将刺络放血救治病种扩大为一切昏迷急症。《古今医鉴》中"一切初中风、中气,昏倒不知人事……或急以三棱针刺手中指甲角、十井穴,将去恶血,就以气"明确记载了神昏的放血治疗。

　　十二井穴是指在手、足的指尖部位的特定腧穴,通常包括手部的少商、商阳、阳溪、偏历、合谷、内关、外关、阳池、阴谷、太渊、尺泽、神门等穴位,以及足部的涌泉、太冲、三阴交、阴陵泉、足三里等。这些穴位的定位通常以解剖标志为基础,如指尖的指甲边缘、手腕的横坐标等。通过准确的定位,针刺这些穴位可以有效地调节气血运行,促进全身的生理功能,尤其在中风患者的康复过程中,能够发挥重要的作用。

　　【现代研究】

　　针刺穴位不仅能促进局部血液循环,还能通过神经反射机制调节中枢神经系统的功能，进而改善中风后患者的运动功能和日常生活能力。研究表明，针刺十二井穴能够激活大脑特定区域，促进神经再生和修复，尤其是在中风后上肢功能障碍的患者中。针刺十二井穴还可以通过调节神经递质的释放，减轻中风后抑郁等心理问题，改善患者的整体生活质量。临床观察发现[1]，手十二井穴刺络放血使中风患者意识状态好转，可能与其双向调整颅内血流动力学及改变局部脑组织生化有关。现代生理学认为，手指在大脑皮层体感区的投射区域面积很大，且指尖血运丰富、神经发达，指尖与大脑存在密切的联系，指尖放血通过化瘀通络、调和气血、祛瘀生新等机制发挥改善脑代谢、保护脑组织等作用。临床试验证实[2]，采用井穴放血治疗中风后遗症患者可显著降低 TNF-α 及 IL-6 等参与脑卒中发生发展的炎性细胞因子水平，减轻脑组织的炎性损伤，从而改善患者神经功能。

对于缺血性中风早期患者，通过挽救半暗带、缩小梗死灶体积，抑制离子泵衰竭，缓解过氧化反应，降低兴奋性氨基酸浓度，拮抗神经元凋亡，调节一氧化氮系统，改善炎症介质水平等途径发挥病理环节治疗作用[3]。同时，亦有实验研究证实[4]，手十二井穴点刺放血对实验性脑缺血、脑出血家兔脑血流动力学有良好的调整作用，也可使急性局灶性脑缺血模型大鼠缺血区局部脑组织氧分压升高，H^+、Na^+浓度降低，缓解因急性脑缺血性损伤造成低氧状态和酸中毒，调整细胞外液的 K^+、Na^+ 稳态失衡，减轻细胞毒性脑水肿的发展，阻止胞外 Ca^{2+} 向胞内迁移，降低脑缺血后升高的 EAA、NO 浓度，减轻神经毒性，从而改善预后。

【中西会通临证思路】

针刺放血系古老的针刺疗法，古希腊医学的"液体平衡"疗法亦有此法。不仅在中风的治疗中有神奇疗效，天津中医药大学的石学敏院士即以针刺放血"醒脑开窍"而名扬天下。不仅如此，针刺放血对脑部疾患如头痛、眩晕、面瘫、眼疾、脱发、牙疼等多种疾病或症状都有较好的缓解作用，有的甚至是立竿见影，值得深入研究。

参考文献

[1] 丁晶，郭义. 手十二井穴刺络放血对中风初起患者意识状态影响的临床对比观察 [J]. 中国针灸，2004（10）：11-14.

[2] 石会. 循经井穴放血疗法治疗丘脑中风后遗症的临床疗效及其对患者血清 TNF-α、IL-6 和 IGF-Ⅱ水平的影响 [J]. 河北中医药学报，2017，32（03）：39-41.

[3] 窦杰，姜劲峰. 井穴放血在缺血性中风早期治疗中的机制

研究进展 [J]. 中医药导报，2014，20（06）：94–96.

[4] 郭义，胡利民，张艳军，等. 手十二井穴刺络放血对实验性脑缺血大鼠缺血区细胞外 Ca^{2+} 浓度影响的动态观察 [J]. 针灸临床杂志，1999（06）：50–52.

（白俊嫄初稿，张杰修订）

第四十一录

故积阳为天，积阴为地，阴静阳躁，阳生阴长，阳杀阴藏。阳化气，阴成形。

【原文释义】

"故积阳为天，积阴为地，阴静阳躁，阳生阴长，阳杀阴藏，阳化气，阴成形。"出自《素问·阴阳应象大论篇》。阳化气，阴成形可以理解为阳善温散推助，温煦四肢，化生清气与能量，使气行而不滞。阴善凝聚濡润，聚精成形，濡养机体，架构形骸。

【中说西证】

"阳化气，阴成形"在医学生理病理学中的意义。

【中医内涵】

《灵枢·阴阳系日月》曰："且夫阴阳者，有名而无形。"指出阴阳是一对属性概念。而"阴静阳躁"指出"阴主静，阳主动"，阴阳是相对的属性概念。阴指一切具有相对静止的、内守的、下降的、寒冷的、晦暗的、抑制的等属性的功能；阳指一切具有剧烈运动的、外向的、上升的、温热的、明亮的、兴奋的等属性的功能。

阳气具有化气（狭义之气）的功能，阴气具有成形的功能。从功能而言，"阳化气"是指当气作升、出运动时，弥散而为看不见、摸不着的无形的过程，是属阳的功能状态（过程）。正如《素问·生气通天论篇》中所言："阳气者，若天与日，失其所则折寿而不彰。""阴成形"是指当气作降、入运动时，凝聚而为看得见、摸得着的形质的过程，是属阴的功能状态（过程）。如《难经·五十五难》中云："积者，阴气也。"

从物质形式而言，阴气是在机体内的精、血、津液、水这些物质的统称。这些人体正常的代谢物质协同滋润濡养五脏六腑，为机体的生长发育、新陈代谢提供物质能量基础。如《黄帝内经素问集注》所注："天主生物，地主成物。故阳化万物之气，而吾人之气由阳化之；阴成万物之形，而吾人之形由阴成之。"

"阳化气，阴成形"表现在生命的起源。父母之精，两精相搏，形成受精卵。这种有形之体即为"阴成形"，在"阳化气"推动过程中，逐渐长大，分化出五官九窍，五脏六腑，四肢百骸，肌肉皮毛，形成精液、血液等精微物质。

【现代研究】

一、生理角度

从生理角度出发，神经内分泌免疫网络（物质基础）交感神经为能量消耗型活动神经，副交感神经为保存恢复能量型神经，调控机体各器官、血管、平滑肌和腺体的活动和分泌，并参与内分泌调节葡萄糖、脂肪、水和电解质代谢，以及体温、睡眠和血压。它们分别调控着人体生理病理过程。从细胞水平看，生命的本质是遗传信息指导下的能量代谢过程。遗传信息输出指导蛋白质的合成，构建细胞形态结构，细胞增殖，数量形体增长等，则类似于中医之"阴成形"，而能量代谢，细胞分化，凋亡等相关功能，属于"阳化气"。

二、病理角度

1. "阳化气，阴成形"与肿瘤

现代医学认为，瘤体的增长需依赖营养物质的供给，在原发病灶内形成毛细血管，依靠机体组织不断摄取养分，以促进肿瘤细胞的增殖与分化。机体阳虚不能化气，阴精不能正常化生，而生痰饮、瘀血等病理产物，致"阴成形"太过，凝聚而成瘤体。在细胞生物学上表现特异，如癌细胞分化能力低下、畸形且旺盛增长，符合现代医学对恶性肿瘤的认识[1]。

2."阳化气，阴成形"与自噬

自噬是一种重要的生物学过程，细胞通过溶酶体途径主动降解错误折叠的蛋白质和受损的细胞器，从而循环利用产生的物质和能量，维持内环境的稳态平衡。通常，自噬在细胞处于应激状态、饥饿或能量代谢紊乱时发生，并具备选择性清除特定物质或细胞器的能力。通过调控哺乳动物雷帕霉素靶蛋白（mTOR）和5'-AMP活化蛋白激酶（AMPK），自噬的核心过程得以启动，形成自噬溶酶体以降解目标物质。这一过程将有形的废物转化为可利用的气体和营养物质，体现了"阳化气"的功能表现，反之则属"阴成形"的病理现象了。

【中西会通临证思路】

"阳化气，阴成形"与现代医学所谓的自噬系统类似，是机体动态的生理平衡过程，若此平衡一旦被打破，则或为形体肥胖而气虚、多痰湿；或为形体消瘦而阴虚火旺。甚至在此基础上，或聚痰成核，形成肿物；或消肌善谷，成为消渴病的前奏。

参考文献

[1] 许博文，李杰，高瑞珂，等．基于"阳化气，阴成形"理论探讨肿瘤的中医辨治 [J]. 中医杂志，2020，61（04）：315-318.

（蒲晓薇初稿，张杰修订）

第四十二录

诸淋者，由肾虚膀胱热故也。

【原文释义】

"诸淋者,由肾虚膀胱热故也。"出自《诸病源候论·淋病诸侯》。概括淋证病机为肾气不足和膀胱湿热。

【中说西证】

淋证肾虚湿热病机的现代医学基础。

【中医内涵】

淋证以小便频急，滴沥不尽，尿道涩痛，小腹拘急，痛引腰腹为基本特征。其起病或急或缓,其病程或长或短，长者久淋不已，时作时止，遇劳即发。小便频急者每日小便可达数十次，而每次尿量较少，或伴有发热，小便热赤；或小便排出砂石，排尿时尿流中断，腰腹绞痛难忍；或尿中带血或夹有血块；或小便浑浊如米泔或滑腻如脂膏，种种不一。病久或反复发作后，常伴有低热、腰痛、小腹坠胀、疲劳等症。

隋代巢氏《诸病源候论·淋病诸候》曰："诸淋者，由肾虚膀胱热故也。膀胱与肾为表里，俱主水。水入小肠，下于胞，行于阴，为溲便也。肾气通于阴，阴，津液下流之道也。若饮食不节，喜怒不时，虚实不调，则腑脏不和，致肾虚而膀胱热也。膀胱，津液之府，热则津液内溢而流于睾，水道不通，水不上不下，停积于胞，肾虚则小便数，膀胱热则水下涩。数而且涩，则淋沥不宣，故谓之为淋。其状，小便出少起数，小腹弦急，痛引于齐。"将本病的病位及发病机理高度明确地概括为："诸淋者，由肾虚而膀胱热故也。"这种以肾虚为本、以膀胱热为标的病机理论为后世所宗。朱丹溪在《丹溪心法》中指出，淋证与脾肾功能失调密切相关，强调补脾温阳的重要性。李时珍在《本草纲目》中对淋证的病因和治疗进行了总结，认为湿邪是淋证的主要病理因素，并提出了相应的治疗方剂。叶天士在《临证指南医案》中详细论述了淋证的临床表现及其与湿热、气滞的关系，提出了活血化瘀的治疗思路。傅青主在《傅青主女科·产后编下卷》云："由产后虚弱，热客于脬中，内虚频数，热则小便淋涩作痛，曰淋。"强调了淋证在妇科中的特殊表现，提出了用茅根汤针对性的治疗方案。

淋证的病位在肾与膀胱，肾与膀胱相表里，肾司开阖，肾虚是淋证发病的内因。肾者主水，肾虚则水液不归正化，易生湿邪，湿邪日久不化，变生湿热，流注膀胱，困厄肾气，使淋证反复发作，缠绵难愈。淋证反复不愈，湿热之邪久蕴下焦，更加重肾气的损伤，形成恶性循环。

【现代研究】

实验室检测结果显示[1]，尿路感染患者的免疫球蛋白和 T 淋巴细胞亚群的数值均偏低。有学者[2]提出"宿主易感性"的新概念，强调反复发作性尿路感染在缓解期存在全身及局部免疫功能低下的病理变化，这为发作期的病理变化奠定了基础。张军等[3]通过间接免疫荧光法测定 CD3、CD4、CD8 及 CD4/CD8 比值，结果表明，中药温阳清利疗法相比单纯的清利疗法能显著改善难治性肾盂肾炎患者的细胞免疫功能，并减少复发，显示出良好的远期疗效。中性粒细胞明胶酶相关的脂质沉积蛋白（NGAL）生成不足是复发性尿路感染（rUTI）发病机制中的一个因素。NGAL 在 UTI 患者的尿上皮和肾脏中上调，并通过铁螯合表现出局部抑菌作用，在免疫系统中发挥作用，复发性尿路感染患者的 NGAL 水平显著低于非复发性患者[4]，提示反复的感染会削弱泌尿系统的免疫反应。小鼠中的趋化因子受体 2（mCXCR2）在抵抗尿路感染中起着关键作用。中性粒细胞中 mCXCR2 的表达对于泌尿道的抗菌防御和维持组织完整性至关重要，它有助于有效清除尿路中的细菌。同时，上皮细胞中 mCXCR2 的表达可能充当炎症的负性抑制剂。Svensson 等 [5] 的实验研究表明，表达 mCXCR2 的小鼠对实验性尿路感染反应迅速，能够有效清除肾脏感染；而缺乏上皮细胞 mCXCR2 的小鼠则出现了相反的表现。更为重要的是，mCXCR2 敲除小鼠会发展为严重的急性肾盂肾炎，并伴随肾组织损伤，这也佐证了肾脏及泌尿道在非感染状态下可以正常表达mCXCR2。综上所述，泌尿系统免疫功能的正常与否，系尿路感染发生与否的关键；而中医肾气的旺盛与否，则与泌尿系统免疫功能的强弱有密切的关系。

【中西会通临证思路】

1. 邪不能独伤人，必因其虚而入，客其身形，病由生也。尿路感染的发作首先是局部（泌尿系统）和全身细胞或体液免疫功能低下（肾虚）而发病。急性的尿路感染必祛邪务尽，无论用中药或西药皆有效，疗程要够。对于女性无症状性菌尿者,有人主张用"白头翁汤"治疗,其灵感来自女性肛门与尿道相邻，病原菌多为大肠杆菌，而白头翁汤即为痢疾（肠炎）之专方。

2. 对于慢性尿路感染反复发作者，则应更加重视增强机体的免疫功能，加强补肾健脾法运用。肾虚的辨证需细分为肾阳虚、肾阴虚和肾气虚；而湿热的辨证则需明确湿重或热重。当然，瘀血阻滞的存在也不可小觑。

参考文献

[1] 杜兰屏.陈以平扶正法为主治疗慢性肾盂炎临床经验 [J].上海中医药杂志，1997（12）：20-22.

[2] 涂晓，孙建实.益肾补气法防治反复发作性尿路感染的临床观察 [J].浙江中西医结合杂志，2002（07）：49-50.

[3] 张军，王暴魁.温阳清利方对难治性慢性肾盂肾炎 T 淋巴细胞亚群的影响及远期疗效的研究 [J].中国医药学报，2001，17（4）：20.

[4]FORSTER CS，JOHNSON K，PATELV，et al.Urinary NGAL deficiency in recurrent urinary tract infections[J].Pediatr Nephrol，2017，32（6）：1077-1080.

[5]SVENSSON M，IRJALA H，SVANBORG C，et al.Effects of epithelial and neutrophil CXCR2 on innate immunity and resistance to kidney infection[J].Kidney Int，2008，74（1）：81-90.

（王晓辉初稿，张杰修订）

第四十三录

五更泻，是肾虚失其闭藏之职也。

【原文释义】

"五更泻，是肾虚失其闭藏之职也。"出自清·张璐《张氏医通·大小府门》。认为五更泻的病机是肾气亏虚，封藏失职。

【中说西证】

五更泻发生的现代免疫学基础。

【中医内涵】

一、五更泻的病机

五更（3~5时）泻以发病时间为特点命名，其证每于黎明时腹痛，肠鸣即泻，泻后即安，又名五更泄、晨泄、肾泄等。

张景岳在《景岳全书·泄泻》中说："盖肾为胃关，开窍于二阴，所以二便之开闭，皆肾脏之所主，今肾中之阳气不足，则命门火衰而阴寒独盛，故于子丑五更之后，当阳气未服，阴气盛极之时，即令人洞泻不止也。"秦景明在《症因脉治·泄泻论》特别提出了肝火可以导致五更泻。

张璐在《张氏医通·大小府门》继承了张景岳之说，明确指出："五更泻，是肾虚失其闭藏之职也。经曰：肾司开阖，肾开窍于二阴。可见肾不但治小便，而大便之开阖，皆肾操权也。今肾既衰，则命门之火熄而水独治，故令人水泻不止。其泻每在五更，天将明时，必洞泄二三次，以肾旺于亥子五更之时，故特甚也。"王清任治疗五更泻专从瘀血论治，其在《医林改错·脏腑记叙》中载曰："五更泻三两次，古人名曰肾泻，是肾虚，用二神丸、四神丸治之不效，常有三五年不愈者，病不知源，是难事也。不知总提上有瘀血，卧则将津门挡严，水不能由津门出，由津门入小肠，与粪合成处，粪稀溏，故清晨泻三五次。"

二、五更泻的临床表现和治疗

临床表现：黎明泄泻，肠鸣脐痛，泻后痛减，大便稀薄，混杂不消食物，形寒肢冷，四肢不温，腰膝酸冷，疲乏无力，小便清长，夜尿频多。舌质淡，舌体胖、多有齿印，脉沉细无力。治疗以温补脾肾为主，常用四神丸为主方加减治疗。方中补骨脂可补肾助阳、温脾止泻，为君药；肉豆蔻既可助补骨脂温肾暖脾，又兼有涩肠止泻之效，为臣药；佐以吴茱萸温中散寒、五味子涩肠止泻；生姜、大枣调补脾胃以助运化，共奏温肾暖脾、涩肠止泄之功。

【现代研究】

五更泻以腹痛、腹泻为主要特征，黏液便、便秘或泄泻交替性发生，时好时坏。从临床表现来看，与现代医学中的慢性结肠炎类似。慢性结肠炎的病因和发病机制复杂，一般认为与感染、免疫、遗传、环境、过敏及精神因素等诸多方面有关，可能是多种因素在发病过程中相互作用所致。

一、感染因素

一方面，很多慢性结肠炎患者的粪便中未能检测出致病菌，但发病时使用抗生素则能不同程度控制病情；另一方面，当食用不洁或变质的食物，往往会发生肠道病变，且占结肠炎病因多数，这提示细菌感染可能为其促发因素。

二、免疫因素

慢性结肠炎的发生，往往可引起大量淋巴细胞集结于肠系周边的淋巴结内，对抗发生肠系感染及肠道黏膜损伤的病毒，而中性粒细胞则针对细菌性感染起到免疫作用。在长时间炎症作用下，可引起免疫细胞增强攻击力，将正常细胞破坏，导致炎症加重，是长期炎症不愈原因之一；同时在血液中一般都可发现抗结肠炎抗体（IGM）存在。

三、遗传因素

据文献统计发现慢性结肠炎患者 10%~20% 的直系血缘亲属可发病，慢性溃疡性结肠炎患者一级亲属发病率显著高于普通人群，而患者配偶的发病率则不增加。

四、环境因素

不同地区慢性结肠炎的发病率不同，这一现象可能与饮食、吸烟、卫生条件或暴露于其他尚不明确的因素有关。研究表明食物中的硫化物对结肠细胞有毒性作用，可能是结肠炎形成的一个重要机制。

五、过敏因素

近年来国内外研究发现，慢性结肠炎的发生与过敏因素有一定的相关性，其发病机制可能是过敏者受致敏物质刺激，引起自身免疫反应，激发大量免疫细胞凝聚、结集在消化道黏膜表面，从而引起黏膜表面水肿、充血及渗液等炎症发生。

六、精神心理因素

精神紧张致使内分泌激素失调可能起慢性结肠炎，机体处于紧张状态的时候属于一种应激的状态，此时下丘脑 – 垂体 – 肾上腺轴的过度激活，导致肾上腺皮质激素和胰高血糖素等应激激素的上升，影响肠腔内细菌和肠黏膜的相互作用，以及黏膜肥大细胞和神经递质的分泌，引起组织及血清中细胞因子如 IL-6、INF 等的升高，最终诱导肠道炎症变化。

综上所述，免疫因素、遗传因素，甚至过敏因素，都与中医之"肾虚"有密切的联系，可视为"五更泻，是肾虚失其闭藏之职也"的现代病理学基础。

七、四神丸的现代药理学研究

现代药理学研究发现，补骨脂中的主要化合物为香豆素、黄酮和单萜酚类，具有抗菌、抗细胞毒性以及增强免疫等作用[1]；肉豆蔻的化学成分主要是木脂素、苯并呋喃类新木脂素、非苯并呋喃类新木脂素、二芳基丙烷类、挥发油，其中挥发油具有抑菌作用[2]；五味子化学成分主要有木脂素类、多糖、挥发油等成分，其中水溶性多糖可减少回肠和结肠的炎症细胞的浸润，降低 IL-4、IL-17A 和 TNF-α 的水平，增加血清中 IL-2 和 IL-10 的水平，调节肠道菌群的平衡[3]；吴茱萸主要含有生物碱、苦味素、挥发油和黄酮等成分，吴茱萸碱和吴茱萸次碱为其主要活性成分，具有抗胃肠道溃疡、抗炎、抗肿瘤、抗氧化等作用，实验研究发现吴茱萸碱能显著对抗乙醇诱导的小鼠胃溃疡，改善胃部病变，降低 IL-6、TNF-α 的水平[4]。调节免疫是四神丸治疗慢性结肠炎的主要作用机制，主要表现在对记忆性 T 细胞、辅助型 T 细胞 1/ 辅助型 T 细胞 2、调节性 T 细胞、辅助性 T 细胞 17、滤泡辅助性 T 细胞 / 滤泡调节性 T 细胞、树突状细胞、B 淋巴细胞和肠道菌群等以及多条信号通路调控作用，显示出四神丸良好的免疫药理作用[5]。

【中西会通临证思路】

"四神丸"适用于病情较轻且表现为脾肾阳虚证的患者，较重且表现为上热下寒证者宜用"乌梅丸"，因《伤寒论》"乌梅丸"条下有"亦主久痢"句。如病情甚重，脓血便持续者，可选择结肠滴注疗法，葛根芩连汤、三黄汤、乌梅丸皆可选用，此所谓急则先治其标也。

参考文献

[1] 范冰冰，仲人中，马壮，等．补骨脂的药理学研究进展[J]．中华中医药学刊，2024，42（04）：84–87.

[2] 弓宝，冯锦东，魏建和，等．肉豆蔻及其炮制品的药理学研究进展[J]．中国药学杂志，2010，45（18）：1365–1367.

[3] 赵红霞，鞠大宏，刘梅洁，等．五味子有效成分药理学研究进展[J]．中国医药导刊，2014，16（10）：1334–1336.

[4] 梁靖蓉，麦凤怡，李陈广，等．吴茱萸碱的药理学研究进展[J]．中国药理学通报，2022，38（10）：1457–1461.

[5] 周文，张哲言，黄莉，等．四神丸治疗溃疡性结肠炎的临床运用及免疫药理学研究进展[J]．中华中医药学刊，2023，41（06）：128–132.

（于文霞初稿，张杰修订）

第四十四录

行血则便脓自愈，调气则后重自除。

【原文释义】

"行血则便脓自愈，调气则后重自除。"出自金·刘完素《素问病机气宜保命集·泻痢论第十九》。认为痢疾出现里急后重及便下脓血的症状是因为湿热邪气阻滞肠腑，导致肠腑气机不利、气滞血阻、血败肉腐所致。邪滞肠间、腑气不行故里急后重，邪入血分、血败肉腐故便下脓血，因此调和肠腑气血是痢疾治疗的主要治则。

【中说西证】

行血调气法治疗痢疾的现代研究。

【中医内涵】

痢疾，古称肠澼或滞下，是一种因外感时行疫毒或内伤饮食所致的传染性疾病，主要表现为腹痛、腹泻、里急后重及排出赤白脓血便，是最常见的肠道传染病之一。痢疾的发病多因感受时邪疫毒或饮食不节而引起。时邪主要指暑湿热之邪,痢疾多发于夏秋之交,此时气候湿热,湿热邪气侵入体内,蕴结于肠腑,是本病发生的重要因素。《景岳全书·痢疾》指出:"痢疾之病,多病于夏秋之交……酷热之毒蓄积为痢。"此外,嗜食肥甘厚味或在夏季大量进食生冷瓜果会损伤脾胃,食用腐败不洁的食物也可导致疫邪通过口入侵,积滞于肠道,从而引发痢疾。痢疾的病机主要是时邪疫毒积滞于肠间,阻碍气血运行,损伤肠道脂膜血络,导致腐败化为脓血。正如《类证治裁·痢治论治》中所述:"症由胃腑湿蒸热壅,致气血凝结,挟糟粕积滞,进入大小腑,倾刮脂液,化脓血下注。"李东垣指出:"白者,湿热伤气分;赤者,湿热伤血分;赤白相杂,气血俱伤也。"而刘完素则提出了治疗痢疾的大法"行血则便脓自愈,调气则后重自除"并创芍药汤行血调气以治之,受到了历代医家的尊崇。

【现代研究】

一、痢疾的病理机制

便脓的本质是肠道黏膜屏障的破坏伴随中性粒细胞的浸润。双光子显微成像研究显示,溃疡性结肠炎患者的肠上皮 ZO-1 蛋白表达量显著低于健康对照组,形成 $3\sim5\,\mu m$ 的细胞间隙[1]。中性粒细胞的定向浸润与炎性渗出密切相关,且中性粒细胞释放的胞外陷阱(NETs)中的 cfDNA 通过激活 STING 通路，导致 DSS 结肠炎模型中 IL-1β 浓度的升高。这一过程形成了 "损伤—炎症—再损伤" 的恶性循环，最终导致黏液层减薄、细菌移位，并在临床上表现为脓血便。

"行血" 疗法通过调控黏膜微循环、免疫稳态和上皮修复三重机制来缓解脓血便。

1. 调控黏膜微循环：研究显示，丹参酮ⅡA 的干预能够显著提高肠道毛细血管的灌注率，促进血管内皮功能的修复。红花黄色素通过激活 Nrf2/ARE 通路，提升结肠组织中谷胱甘肽过氧化物酶的水平，并降低脂质过氧化物 MDA 的含量，从而减轻氧化应激反应。

2. 重建免疫稳态：在 DSS 诱导的结肠炎模型中，赤芍总苷能够降低 NETs 标志物 MPO-DNA 复合物的水平，有效抑制中性粒细胞的胞外陷阱（NETs）的形成。当归多糖促使结肠 CD68$^+$ 巨噬细胞向 M2 型极化，通过 IL-10/STAT3 通路抑制 TNF-α 的分泌。

3. 上皮紧密连接的重构：透射电镜观察发现，三七皂苷 R1 的干预使肠上皮细胞间紧密连接宽度明显变窄，Western blot 分析显示 occludin 蛋白的表达量增加。苦参碱通过 Wnt/β-catenin 信号通路促进 Lgr5$^+$ 干细胞向 MUC2.杯状细胞的分化，增加黏液层的厚度。临床研究发现，活血化瘀中药（如赤芍、丹参）能显著抑制

NF-κB信号通路，降低TNF-α、IL-6等促炎因子表达。实验研究发现，三七皂苷R1通过激活PI3K/Akt通路增强肠上皮细胞紧密连接蛋白ZO-1表达，改善肠道通透性。微循环障碍是脓血便重要诱因，川芎嗪可下调ET-1/NO失衡，纠正肠系膜血管痉挛。

可见，"行血"疗法的科学本质在于多靶点调控微循环-免疫-上皮修复轴，其分子机制涵盖从血管内皮保护到干细胞分化等多个层面。

二、"调气则后重自除"神经调控机制

里急后重与肠道感觉运动功能障碍密切相关。"调气"疗法通过多维度调控肠道神经-肌肉信号网络改善后重症状。

1.肠神经系统（ENS）功能重塑：木香内酯能够剂量依赖性地增强肠神经节中的胆碱乙酰转移酶（ChAT）表达，同时抑制一氧化氮合成酶（nNOS）的活性，从而提高结肠推进波的振幅。枳实提取物中的橙皮苷通过激活L型钙通道，使肠神经元的钙瞬变频率增加。乌药醚萜通过激活ANO1氯离子通道，显著增强Cajal间质细胞（ICC）的起搏电流幅度，缩短结肠移行性运动复合波的周期。木香挥发油成分也能剂量依赖性地抑制结肠Cajal间质细胞的T型钙通道，从而调节慢波频率。

2.内脏敏感性与中枢整合：延胡索乙素可逆性地抑

制 TRPV1 通道的开放概率，显著提升直肠扩张的疼痛阈值。脑肠轴信号重塑方面，厚朴酚的干预使肠易激综合征患者的前扣带回与岛叶之间的功能连接强度下降，并与临床症状评分的改善显著相关。功能磁共振研究证实，调气方剂能够调节前扣带回皮层与岛叶的神经网络活动，降低脑肠轴的异常信号传递。枳实与厚朴的配伍还可降低腹泻型肠易激综合征患者 $5-HT_3$ 受体 mRNA 的表达，改善内脏高敏感性。

3. 肠道微环境稳态重建：广藿香醇通过激活 MUC2 基因启动子的 H3K4me3 修饰，增加杯状细胞的密度，同时降低致病菌大肠杆菌的丰度。香附烯酮则能够抑制肥大细胞的组胺释放，阻断 PAR2 受体介导的 C 纤维激活，从而在免疫-神经交互作用中发挥作用。

总之，"调气"疗法的科学内涵在于同步调控 ENS 电活动、中枢信号整合及黏膜微环境稳态，其通过多靶点重建肠道神经-免疫-上皮功能网络。

三、协同作用机制

"行血调气"的协同效应体现于免疫-神经-内分泌网络调控。芍药汤通过抑制 IL-6/STAT3 信号通路调节 Th17/Treg 平衡，进而改善湿热内蕴证 UC 大鼠的病理损伤，影响其免疫功能 [2]，这种多靶点调控特征与肠道微环境稳态重建密切相关。

现代研究从炎症介质调控、微循环改善、神经信号调节等层面，为"行血则便脓自愈，调气则后重自除"治则提供了分子生物学依据，其核心机制在于恢复肠道免疫稳态与神经调控平衡。

【中西会通临证思路】

现代医学研究阐明了痢疾"行气调血"治则的物质基础和机制，为临床应用该法则治疗痢疾提供了可靠的理论依据，同时也为粪质改变的另一种疾病——泄泻的诊断和治疗提供了清晰的思路。痢疾表现为气血同病，而泄泻通常则是邪在气分。泄泻的病位在脾，病变以黏膜层的水肿为主，故张景岳认为分利之法是治疗此病的原则，并提出了治泄九法，即淡渗、升提、清凉、疏利、甘缓、酸收、燥脾、温肾、固涩（《景岳全书·泄泻》）。但是，泄泻在湿热邪气重的情况下，损伤可能涉及黏膜下层，甚至深层，导致脓血便的出现。同理，轻度痢疾可能仅对肠道的黏膜层造成轻微损伤。因此，在鉴别这两种疾病时，除了观察是否有脓血便外，更客观和准确的检查是粪便的镜检：一般情况下，若高倍镜下脓细胞和白细胞数量超过 15 个，可诊断为痢疾，反之则为泄泻。

参考文献

[1]MARCHIANDO A M, SHEN L, GRAHAM W V, et al.The epithelial barrier is maintained by in vivo tight junction expansion during pathologic intestinal epithelial shedding[J].Gastroenterology, 2011, 140（4）: 1208-1218.

[2] 吴东升, 曹晖, 张彧, 等 . 基于 IL-6/STAT3 通路探讨芍药汤对溃疡性结肠炎 Th17/Treg 平衡的调节机制 [J]. 中国实验方剂学杂志, 2023, 29（09）: 46-52.

（刘灿初稿，张杰修订）

第四十五录

中焦受气，取汁变化而赤，是谓血。

【原文释义】

"中焦受气取汁，变化而赤，是谓血。"出自《灵枢·决气》篇。受气，接受水谷精气。取汁，吸取水谷精气中精专之汁。变化而赤，精专之汁经过肾的气化，上送肺心，化为赤色。

【中说西证】

血的生成古今观。

【中医内涵】

一、脾之运化是血生成的基础

"中焦"对应脾，包括胃的"受"纳功能；"气"是饮食水谷之气；"取汁"是指脾的运化功能，将饮食转化为水谷精微，并将其储存起来作为造血原料的过程。《素问·太阴阳明论篇》记载："岐伯曰：四肢皆禀气于胃，而不得至经，必因于脾，乃得禀也。今脾病不能为胃行其津液，四肢不得禀水谷气，气日以衰，脉道不利，筋骨肌肉，皆无气以生，故不用焉。"后世医家由此引申出"脾胃为后天之本，气血生化之源"的理论。正如《医权初编》所说："又一切虚症，不问在气在血，在何脏腑，而只专补脾胃。脾胃一强，则饮食自倍，精血日旺。"

二、肾之气化是血生成的原动力

李中梓《病机沙篆》云："血之源头在乎肾。"肾的气化功能在"变化而赤"这一过程中起着关键作用。张志聪《黄帝内经素问集注》谓："夫气血发源于肾，生于胃而输于脾。"

三、心主血之生成

《素问·阴阳应象大论篇》曰："南方……在体为脉，在脏为心，在色为赤。"心禀南方离火之气，主赤色。《张氏医通》指出："血不泄，归精于心，得离火之化而为真血。"《侣山堂类辨》认为："血乃中焦之汁，流溢于中以为精，奉心化赤而为血。"《血证论》中提到："食气入胃，脾经化汁，上奉心火。心火得之，变化而赤是为血。"强调心火参与造血过程，是"变化而赤"的重要一环[1]。坎离相交，水火既济，乃生血液，正如《医碥·杂症》所说："肾属水，心属火，水交于火而血以成。"

【现代研究】

1. 现代医学研究认为，虽然骨髓是成年人生成红细胞的唯一场所，但红细胞生成的过程中，需要有足够的蛋白质、铁、叶酸与维生素 B_{12} 等物质的供应。蛋白质和铁是合成血红蛋白的重要原料，而叶酸与维生素 B_{12} 是红细胞成熟的必需辅助物质，这些造血原料的吸收即在消化系统中伴随饮食物的消化吸收进行，尤其是叶酸与维生素 B_{12} 的吸收，必须依靠胃黏膜壁细胞产生的内因子参与，形成内因子-维生素 B_{12} 复合体，才能促进维生素 B_{12} 在回肠远端吸收而不被消化酶破坏。

2. 造血干细胞来源于胚胎干细胞，参与造血微环境的构建，维持造血功能 [2, 3]。

3. 肾脏分泌 EPO 是红细胞生成最重要的因素。正常情况下人类的红细胞生成速率很低，但在出血、溶血以及缺氧等胁迫压力下，红细胞的生成速率甚至可以提高 8 倍。在这一过程中，促红细胞生成素（EPO）是最重要的因素。EPO 是一种主要在肾脏合成的激素。当贫血或血液中氧含量较低时，肾脏就会快速响应，大量合成 EPO。后者通过血液循环进入骨髓，促进其中的红系祖细胞向红细胞的转变。成熟的红细胞从骨髓中被释放到循环系统。肾脏感受到血液中氧气浓度和红细胞增加后会减少 EPO 的合成，进而降低骨髓中的红细胞含量。EPO 维持血红蛋白与红细胞稳定和促进红系祖细胞增殖与分化，尤其调控血细胞产生 [4, 5]。研究 [6] 指出：EPO 缺乏后极易导致各种贫血。慢性肾衰竭的患者，随着病情进展，EPO的分泌逐渐减少，是导致肾性贫血加重最重要的因素。

此外，心脏在造血过程中的作用主要体现在心肾协调的关系，现代研究揭示了其部分机制。心肌细胞通过精密调控心交感神经，激活 β_3-肾上腺素受体，从而促进肾素–血管紧张素系统的协同作用，调节造血干细胞（HSCs）的周期，提高 G_0/G_1 期的转换效率[7]。

【中西会通临证思路】

根据中西医对血的生成过程及重要环节的认识，可将贫血（包括血虚）的病因病机分为三种：一是造血的原料不足，脾虚运化无力，使造血原料和营养物质吸收不足；二是造血指令缺失，促红细胞生成素分泌减少；三是造血的程序障碍。因此，在贫血的治疗中，营养不良性贫血是最常见的类型。中医从补益脾胃入手进行治疗，便会取得良好的疗效。对于肾性贫血的治疗，中医疗法相对有限。由于 EPO 缺乏是肾性贫血的主要原因，中医药治疗收效甚微，外源性补充 EPO 是最重要的治疗措施，是临床治疗肾性贫血的首选药物。再生障碍性贫血（AA）的核心是骨髓造血功能衰竭，造血干细胞移植是核心治疗方法之一。再生障碍性贫血，< 40 岁的重型患者以异基因造血干细胞移植为主，辅以中医补益心肾法，也取

得了较好的疗效。可见，在贫血的治疗中，或以西药为主，或以中药为主，或以中西药有机结合，均不失"病证结合，优势互补"的模式。

参考文献

[1] 张明辉，张丽娜，吴洁，等. 从心生血看肾性贫血的中医治疗 [J]. 中国中医基础医学杂志，2019，25（11）：1611-1612，1626.DOI：10.19945/j.cnki.issn.1006-3250.2019.11.043.

[2]DAZZI F，RAMASAMY R,GLENNIE S，et al.The role of mesene hymal stem cells in haemopoiesis[J].Blood Rev,2006,20（3）：161-171.

[3]SAKAGUEHI Y，SELIYA I，YAGISHITA K，et al. Comparation of human stem cells derived from various mesenehylnal tissues：superiority of synovium as a cell source[J].Arthritis Rheum，2005，52（8）：2521-2529.

[4]ELEFTHERIADIS T，PISSAS G，ANTONIADI G，et al. Kynurenine，by activating aryl hydrocarbon receptor，decreases erythropoietin and increases hepcidin production in $HepG_2$ cells：a new mechanism for anemia of inflammation[J]. Exp Hematol，2016，44（1）：60-67.e1.

[5]VAZENMILLER D,PONAMARYOVA O,MURAVLYOVA L，et al.The levels of hepcidin and erythropoietin in pregnant women with anemia ofvarious geneses[J].Open Access Maced J Med Sci，2018，6

（11）: 2111-2114.

[6]CERNARO V, COPPOLINO G, VISCONTI L, et al.Erythropoiesis and chronic kidney disease-related anemia: From physiology to new therapeutic advancements[J].Med Res Rev, 2019, 39（2）: 427-460.

[7]AGUILA H L.Regulation of hematopoietic niches by sympathetic innervation[J].Bioessays, 2006, 28（7）: 687-691.

（段淑文初稿，张杰修订）

第四十六录

心者，生之本，神之变也，其华在面，其充在血脉，为阳中之太阳，通于夏气。

【原文释义】

"心者，生之本，神之变也，其华在面，其充在血脉，为阳中之太阳，通于夏气。"出自《素问·六节藏象论篇》。"生之本"，本，主体，主持。生之本，指生命活动的主宰。"神之变"，全元起本并《太素》作"神之处"，和上下文相较来看，"神之处"意思更加契合。心藏神，故为"神之处"。心脏是生命的根本，主宰着人的精神和意志，其神采通过面部表现出来。心脏所充养的五体之一是血脉，处胸中之阳位，与夏季的阳气相通，因此被称为"阳中之太阳"。

【中说西证】

心功能的物质基础。

【中医内涵】

《灵枢·口问》篇曰："心者，五脏六府之主也。"《类经·卷三·藏象类》说:"心为一身之君主……脏腑百骸,惟所是命。"可见,心是人体生命活动的主宰。《素问·五脏生成篇》曰:"诸血者,皆属于心。"《素问·脉要精微论篇》曰:"夫脉者,血之府也。"《医学入门·脏腑》云:"人心动,则血行于诸经……是心主血也。"说明心主血脉是其重要的生理功能。心主血脉的生理作用有二:一是行血以输送营养物质。心气推动血液在脉内循环运行,血液运载着营养物质以供养全身,使五脏六腑、四肢百骸、肌肉皮毛,整个身体都获得充分的营养。二是心与血脉构成了人体的血液循环系统,心气充足,心血充沛,才能使百脉通畅,人体面色红润而光泽,心脏气血的虚实和病变可以影响血在脉内的运行。

《素问·灵兰秘典论篇》曰:"心者,君主之官,神明出焉。"心藏神明,是心主管人的精神、意识、思维活动。《灵枢·本神》曰:"所以任物者,谓之心。"心能任物,强调心有主管人的情感、性情、喜好等活动的机能。心主神志的生理功能正常,则精神振奋,神志清晰,思维敏捷,对外界信息的反应灵敏和正常。如果心主神志的生理功能异常,不仅可以出现精神意识思维活动的异常,如失眠、多梦、神志不宁,甚至谵狂,或反应迟钝、精神萎靡,甚则昏迷、不省人事等,可以影响脏腑的功能活动,甚至危及整个生命。而心认物功能的改变则表现为性情的异常变化。《素问·脉要精微论篇》曰："头者，精明之府。"李时珍云："脑为元神之府。"中医认为脑的功能包含于心主神明之中，正如《医学衷中参西录·痫痉癫狂门》所说："心脑息息相通，其神明自湛然长醒。"《素问·金匮真言论篇》曰："背为阳，阳中之阳者，心也。"心为阳中之阳，内藏君火，君火即心阳，心阳使心脏有节律地搏动，并推动血液在全身血脉里运行，滋养全身，是心脏最重要的功能。

《素问·八正神明论篇》曰："故养神者,必知形之肥瘦,营卫血气之盛衰。血气者，人之神，不可不谨养。"反映了心主血脉是心藏神的基础。

【现代研究】

一、"心主血脉"的现代病理生理机制

心脏泵血的核心机制为心肌细胞收缩蛋白（肌动蛋白-肌球蛋白）的 ATP 酶活性及钙离子调控。心肌细胞膜上的 L 型钙通道（LTCC）介导钙内流，触发肌浆网释放钙（钙诱导钙释放，CICR），激活收缩装置[1]。心功能衰竭时，钙调控异常导致收缩无力，可与中医"心气不足"相对应。血管内皮细胞分泌一氧化氮（NO）、内皮素（ET-1）等活性物质，调节血管张力及血液流动；NO 通过激活鸟苷酸环化酶（sGC）扩张血管，维持血管张力；内皮功能障碍时，ET-1/NO 失衡导致血管痉挛或动脉硬化 [2]。临床血流动力学监测（如 Swan-Ganz 导管）显示，心输出量（CO）和心脏指数（CI）可以看作是评估"心主血脉"功能的关键指标。综上所述，"心主血脉"理论在现代医学中体现为心脏泵血、血管调节、血液流变及神经内分泌整合的复杂系统。

二、"心主神志"的现代病理生理机制

迷走神经（副交感神经）与交感神经构成双向心脑通路，通过孤束核（NTS）和下丘脑整合心血管与中枢神经系统信号。心脏机械感受器（如压力感受器）通过迷走神经传入信号至脑干，调节情绪和认知功能（如前额叶皮层活动）[3]。心脏分泌的利钠肽（ANP/BNP）可通过血脑屏障（BBB）作用于脑内受体，抑制下丘脑-垂体-肾上腺轴（HPA 轴），减少皮质醇释放，缓解焦虑 / 抑郁状态。交感神经过度激活（心率变异性降低）导致氧化应激和炎症因子（如 IL-6、TNF-α）释放，损害海马神经元可塑性，引发记忆减退和情绪障碍 [4]。心力衰竭大鼠模型显示，脑干蓝斑核（LC）NE 神经元活性增强，伴随海马 BDNF 表达下降，导致空间记忆障碍 [5]。队列研究显示，冠心病患者抑郁发病率较健康人群升高 2~3 倍（HR=2.15，95%CI 1.87~2.48），且抑郁加重心肌缺血风险 [6]。由此可见，"心主神志"理论在现代医学中体现为心脑交互、神经内分泌调控及自主神经平衡的整合系统。

【中西会通临证思路】

美国男子桑尼·格雷厄姆于 1996 年接受了因自杀而去世捐献者的心脏移植。令人震惊的是，12 年后，他选择用同样的方法结束了自己的生命。哈尔滨医科大学附属第二医院为 57 岁老人杨某某成功移植了一位 26 岁年轻男子的心脏。手术后，杨某某时常感到自己体内似乎存在另一个人的意识，性情发生显著变化，变得敏感且暴躁。2020 年美国科罗拉多大学医学院精神病学系的 Mitchell B. Liester 发文 [7] 称，心脏移植接受者会获得其捐赠者的人格特征，包括：①偏好的变化；②情绪／气质的改变；③身份的改变；④捐赠者生活中的记忆。相信随着现代科学技术的发展，会有更多的证据来证明"心主神明"的科学性。

参考文献

[1]BERS DM. Cardiac excitation–contraction coupling[J]. Nature，2002，1（10）：198–205.

[2]DAVIGNON J，GANZ P.Role of endothelial dysfunction in atherosclerosis[J]. Circulation，2004，7（109）（23 Suppl 1）：Ⅲ 27–32.

[3]THAYER JF，LANE RD.Claude Bernard and the heart–

brain connection: Further elaboration of a model of neurovisceral integration[J].Neuroscience & Biobehavioral Reviews, 2009, 33 (2): 81-88.

[4]KEMP AH, QUINTANA DS.The relationship between mental and physical health: Insights from the study of heart rate variability[J]. International Journal of Psychophysiology, 2013, 89 (3): 288-296.

[5]WOO MA, KUMAR R, MACEY PM, et al.Brain injury in autonomic, emotional, and cognitive regulatory areas in patients with heart failure[J].Journal of Cardiac Failure, 2009, 15 (3): 214-223.

[6]LICHTMAN JH, FROELICHER ES, BLUMENTHAL JA, et al.Depression as a risk factor for poor prognosis among patients with acute coronary syndrome: Systematic review and recommendations[J]. Circulation, 2014, 129 (12): 1350-1369.

[7]MITCHELL B LIESTER.Personality changes following heart transplantation: The role of cellular memory[J].Med Hypotheses, 2020, 135 (2): 109468.

（党文静初稿，张杰修订）

第四十七录

肝者，罢极之本，魂之居也，其华在爪，其充在筋，以生血气，其味酸，其色苍，此为阴中之少阳，通于春气。

【原文释义】

"肝者，罢极之本，魂之居也，其华在爪，其充在筋，以生血气，其味酸，其色苍，此为阴中之少阳，通于春气。"出自《素问·六节藏象论篇》。肝为罢极之本，是魂所内藏的部位，其精华表现在爪甲，其充养在筋，还能藏养血气，位居属阴的腹部，与少阳春气相通，故称为"阴中之少阳"。

【中说西证】

肝功能的物质基础。

【中医内涵】

一、"罢极之本"的涵义

多数医家认为，"罢"音义为"疲"、"极"为"劳"，"罢极之本"即"疲乏劳困之本",如马莳在《素问注证发微》中说:"肝主筋,故劳倦罢极,以肝为本。"吴昆在《素问吴注》中明确指出:"动作劳甚,谓之罢极。肝主筋,筋主运动,故为罢极之本。"五版教材《内经讲义》注:"罢极,即劳困的意思。"李今庸认为"罢"原作"能",读为"耐",耐受疲劳之义。《伤寒论》曰:"恶寒将自罢,即自汗出而恶热也。"句中"罢"是"解除"之义。《金匮要略·脏腑经络先后病篇》曰:"腰痛背强不能行,必短气而极也。"句中"极"都是"疲劳"之义。因此,"肝者,罢极之本"义为"肝脏是解除疲劳的根本"。

综合各家论述,我们认为"罢极之本"可以理解为"劳倦之本"。

二、魂之居也

《灵枢·本神》曰"随神往来者谓之魂",指出"魂"是"神"的动态表现,与人的认知、判断、思维等智力活动密切相关。《灵枢·本神》曰:"肝藏血,血舍魂。"血充足则魂安,魂安则思维敏捷,深谋远虑。"肝者,谋虑出焉。"(《素问·灵兰秘典论篇》)《针灸甲乙经·精神五脏论第一》提出:"肝气悲哀动中则伤魂,魂伤则狂妄,其精不守。"认为悲痛哀伤等负面情绪可损伤肝魂,导致狂妄、精神失常等思维混乱的病理表现。肝病则魂不安,王清任亦认为癫狂与"魂不守舍"相关。

【现代研究】

一、"肝藏血"的现代病理生理机制

肝脏通过肝血窦（Hepatic Sinusoids）结构贮存血液，占静息状态下全身血容量的 25%~30%。运动或失血时，交感神经激活引发肝血管收缩，释放储存血液以维持循环稳定 [1]。肝脏合成凝血因子（Ⅱ、Ⅶ、Ⅸ、Ⅹ）、纤维蛋白原及抗凝物质（抗凝血酶Ⅲ、蛋白 C/S）。肝硬化时凝血因子合成减少，同时纤溶酶原激活物抑制剂（PAI-1）升高，导致凝血功能障碍（PT 延长）与血栓风险并存 [2]。肝血窦内皮细胞（LSEC）通过 ETA 受体依赖的通路分泌 ET-1，激活肝星状细胞（HSC）的 Rho 激酶，导致血窦收缩，阻力增加 [3]，肝纤维化时，ET-1/NO 比例失衡导致窦腔狭窄及门脉高压，引发与中医"肝血瘀阻"类似的病变。病理状态下，肝细胞分泌铁调素（Hepcidin）抑制肠道铁吸收，提示肝源性铁代谢异常参与贫血的发生 [4]。经颈静脉肝内门体分流术（TIPS）可降低门静脉压力梯度，并改善肝血窦血液释放能力。由此可见，"肝藏血"的现代医学本质是肝脏通过结构、凝血、循环及代谢调控维持血液稳态。从基础到临床研究证实，肝脏疾病导致的凝血紊乱、微循环障碍及代谢异常是其病理核心。

二、"肝主疏泄"的现代病理生理机制及研究

现代医学研究表明，"肝主疏泄"与肝脏的代谢调控、胆汁分泌、神经－内分泌调节密切相关。

肝脏通过胰岛素信号通路（PI3K/Akt）调节糖原合成与分解[5]。肝脏合成极低密度脂蛋白（VLDL）并分泌载脂蛋白 B-100，功能障碍可致非酒精性脂肪肝（NAFLD）[6]。肝细胞色素 P450（Cytochrome P450，CYP450）介导药物及毒素的 I 相代谢，谷胱甘肽（GSH）参与 II 相结合反应。慢性肝病时解毒能力下降，血氨及内毒素蓄积，诱发肝性脑病（HE）[7]。肝细胞通过胆管细胞分泌胆汁，其中胆汁酸（如胆酸、鹅脱氧胆酸）通过激活法尼醇 X 受体（FXR）促进脂质乳化。胆汁酸肝肠循环障碍可导致胆汁淤积，引发黄疸及脂溶性维生素吸收不良，对应中医"肝失疏泄，胆道不利"的病机[8]。慢性肝病时，炎症因子（如 IL-6、TNF-α）通过迷走神经传入信号激活杏仁核，导致焦虑／抑郁行为，这与中医之"肝郁化火""肝郁气滞"的病机相类似[9]。前瞻性研究发现，肝硬化患者焦虑／抑郁发生率较普通人明显升高[10]。综上所述，基础与临床研究揭示了肝病中胆汁淤积、代谢紊乱及神经精神异常的分子机制，为中西医结合治疗提供了理论依据。

三、"肝主筋"相关的现代病理生理机制

肝脏合成血浆白蛋白占血浆胶体渗透压的 75%~80%，

其浓度下降（肝硬化时 Alb < 30g/L）导致组织水肿，阻碍营养物质向肌腱细胞的运输，与中医"筋失所养"的病机类似[11]。肝脏羟化酶（CYP2R1）将维生素 D 转化为 25-（OH）D_3，后者经肾脏转化为活性形式 1, 25-（OH）$_2D_3$。在一项研究中，维生素 D 缺乏的患者在握力测试中表现不佳，提示其可能是肝硬化患者肌肉健康的一个重要预后因子[12]。雌激素在肝病时灭活失衡，雌激素蓄积抑制生长激素（GH）信号通路，雌激素代谢产物（如 4- 羟基雌二醇）通过 CYP1B1 酶促反应产生活性氧（ROS），诱导卫星细胞 DNA 损伤及凋亡，这与中医"筋萎不用"相类似。过度使用性肌腱损伤表现为受累肌腱疼痛和肿胀，并伴有肢体运动耐量和功能下降[13]。

四、"肝藏魂"的生化机制

肝脏通过尿素循环将有毒的氨转化为无毒尿素，高氨血症决定中枢神经系统（CNS）的性质和严重程度，增加肝脏去除氨的方法是预防和治疗高氨血症对 CNS 后果的主要手段[14]。脑病和脑水肿是肝功能衰竭的严重中枢神经系统并发症，最近的研究证明了肝功能衰竭期间大脑中小胶质细胞的激活[15]。肝脏中的苯丙氨酸羟化酶（PAH）将苯丙氨酸转化为酪氨酸，避免其蓄积。PAH 缺陷导致苯丙酮尿症（PKU），这是一种由高苯丙氨酸（HPA）的神经毒性作用导致出生后认知发育受损的疾病[16]。PKU

患者脑内苯丙氨酸蓄积，会导致脑功能障碍，治疗不及时会导致严重的智力障碍、癫痫和行为问题[17]。

肝脏通过尿素循环与苯丙氨酸代谢双重调控神经毒素清除，稳定脑内环境，其功能缺陷可致脑水肿、多巴胺减少及智力损伤。此生化机制印证中医"肝藏魂""魂舍于血"与肝的解毒功能密切相关。

五、"罢极之本"的现代研究

力竭性运动疲劳对小鼠肝脏超微结构及肝糖原肌糖原含量影响的结果提示：小鼠力竭性运动可造成其肝脏的损害，肝糖原、肌糖原的减少，且随着力竭次数的增加其程度加重，为"肝者，罢极之本"的理论提供了部分依据。有研究以"罢极"为耐受疲劳之意，通过对3413例肝病患者的临床症状分析，证明了疲乏症状的出现及减轻与肝病的发生及好转关系密切。

【中西会通临证思路】

现代医学通过揭示肝脏生理本质及探索其功能物质基础取得重要进展，为中医初学者（尤其是中医院校学生）提供了跨学科认知的新视角，这一研究路径不仅深化了传统理论的理解，更开拓了中西医融合的创新思路。中医认为"肝为刚脏""体阴而用阳"。"体阴"源于肝藏血之能，肝血窦内皮细胞对血细胞的筛选存储及凝血因子合成构成其物质基础；"用阳"体现在肝主疏泄之功，是通过调控脂质代谢与胆汁分泌实现。现代研究提示，肝脏解毒功能与"肝藏魂"理论存在分子层面的关联。故临床治肝当遵体用同调之法：疏肝兼顾养血，补血辅以柔肝。

参考文献

[1]LAUTT WW. Hepatic circulation: physiology and pathophysiology[M]. San Rafael: Morgan & Claypool Life Sciences, 2009.

[2]TRIPODI A, MANNUCCI PM. The coagulopathy of chronic liver disease[J]. New England Journal of Medicine, 2011, 365（2）: 147-156.

[3]ROCKEY DC.Hepatic blood flow regulation by stellate cells in normal and injured liver[J].Seminars in Liver Disease, 2001, 21（3）: 337-350.

[4]GANZ T.Hepcidin, a key regulator of iron metabolism and mediator of anemia of inflammation[J].Blood, 2004, 102（3）: 783-788.

[5]LIU W, CAO H, YE C, et al.Hepatic miR-378 targets p110α and controls glucose and lipid homeostasis by modulating hepaticinsulin signalling[J]. Nat Commun. 2014, 4（055）: 5684.

[6]POSTIC C, GIRARD J. Contribution of de novo fatty acid

synthesis to hepatic steatosis and insulin resistance: lessons from genetically engineered mice[J]. Journal of Clinical Investigation, 2008, 118（3）: 829–838.

[7]BUTTERWORTH RF. Hepatic encephalopathy: a central neuroinflammatory disorder?[J]. Hepatology, 2011, 53（4）: 1372–1376.

[8]CHIANG JYL. Bile acid metabolism and signalling in liver disease[J]. Liver Research, 2017, 1（1）: 3–9.

[9]FELIPO V. Hepatic encephalopathy: effects of liver failure on brain function[J]. Nature Reviews Neuroscience, 2013, 14（12）: 851–858.

[10]WEISTEIN AA, KALLMAN PRICE J, STEPANOVA M, et al. Depression in patients with nonalcoholic fatty liver disease and chronic viral hepatitis B and C[J]. Psychosomatics, 2011, 52（2）: 127–132.

[11]ARROYO V, GAREíA-MARTINEZ R, SALVATELLA X.Human serum albumin, systemic inflammation, and cirrhosis[J]. Journal of Hepatology, 2014, 61（2）: 396–407.

[12]TOPAN MM, SPOREA I, DANILA M,et al.Comparison of Different Nutritional Assessment Tools in Detecting Malnutrition and Sarcopenia among Cirrhotic Patients[J].Diagnostics, 2022, 12（4）: 893.

[13] BATTERY L, MAFFALI N . Inflammation in overuse tendon

injunies[J].Sports mediaine and arthroscopy review, 2011, 9（19）: 213-217.

[14]BUTTERWORTH RF. Effects of hyperammonaemia on brainfunction[J].Journal of inherited metabolic disease,1998, 8（z1 Suppl）: 6-20.

[15]BUTTERWORTH RF.Hepatic encephalopathy: a central neuroinflammatory disorder?[J].Hepatology, 2011, 53（4）: 1372-1376.

[16]SCRIVER CR.The PAH gene, phenylketonuria, and a paradigm shift[J].Human Mutation, 2007, 28（9）: 831-845.

[17]van SPRONSEN FJ, BLAU N, HARDING C, et al.Phenylketonuria[J].Nature Reviews Disease Primers, 2021, 7（1）: 36.

（刘灿初稿，张杰修订）

第四十八录

脾、胃、大肠、小肠、三焦、膀胱者，仓廪之本，营之居也，名曰器，能化糟粕，转味而入出者也，其华在唇四白，其充在肌，其味甘，其色黄，此至阴之类，通于土气。

【原文释义】

"脾、胃、大肠、小肠、三焦、膀胱者，仓廪之本，营之居也，名曰器，能化糟粕，转味而入出者也，其华在唇四白，其充在肌，其味甘，其色黄，此至阴之类，通于土气。"出自《素问·六节藏象论篇》。直译为：脾、胃、大肠、小肠、三焦、膀胱这些脏腑是饮食水谷受纳运化的根本，是营气生化之地。它们都像容器一般，能受纳饮食水谷，消化吸收其中的精华，排除其中的糟粕。它们的精华表现在口唇四周，充养肌肉，甘味是其味觉反应，五色属黄，位居属阴的腹部，与至阴的长夏之气相通。

【中说西证】

脾功能的物质基础。

【中医内涵】

一、仓廪之本，营之居也

营气（又称营阴）为循行于经脉之内的精微物质，禀水谷之气而生，具濡养脏腑形骸之功，且为化血之基，故又称"营血"。其生成输布机制，深刻体现了脾胃作为"仓廪之本，营之居"的生理特性。《素问·厥论篇》曰"脾主为胃行其津液"，《灵枢·五味》详述"谷始入胃，其精微者，先出于胃之两焦，以灌五脏"，提示胃主受纳、脾司运化，二者协同完成"中焦受气取汁，变化而赤"（《灵枢·决气》）的营血化生过程。此即《素问·玉机真藏论篇》"胃者五脏之本也"的核心机制——脾胃通过腐熟转输水谷精微，实现"五味入口，藏于肠胃，味有所藏，以养五气"（《素问·六节藏象论篇》）的生理功能。营气通过三焦输布全身，营气为血中清气，血为营气之成形，《灵枢·本神》"脾藏营"之说，揭示脾脏通过调控营气储泄动态平衡，保障"灌溉四傍"的生理需求。"仓廪"之喻包含双重维度，结构维度：脾胃如同谷仓，主司水谷受纳（胃）与精微贮存（脾）；功能维度：脾胃通过"游溢精气，上输于脾"（《素问·经脉别论篇》），将水谷精微转化为营卫气血。

二、化糟粕，转味而入出者也

饮食物入于胃中，经由脾胃的运化，小肠泌别清浊后，清者（精微物质）通过三焦营养周身，糟粕则通过大肠和膀胱排出体外。"入"是饮食受纳，化生水谷精微，濡润周身；"出"为糟粕排出或脾输送水谷精微至全身的过程。这种饮食物的出入转化，是基于脾胃的升降功能实现的，如《临证指南医案·脾胃》云："纳食主胃，运化主脾，脾宜升则健，胃宜降则和。"以脾胃为代表，包括大肠、小肠、三焦、膀胱者的整个系统，是这一气化过程的场所，即名曰"器"，《易·系辞》曰"形乃谓之器"；《素问·六微旨大论篇》亦曰："升降出入，无器不有"；"器散则分之，生化息矣"。

三、脾胃为后天之本

《景岳全书·杂证谟》提出"脾为土脏，灌溉四傍，五脏中皆有脾气"，揭示脾胃为脏腑之根。明代李中梓正式提出了"脾为后天之本"，《医宗必读·脾胃为后天本论》中云："胃气一败，百药难施。一有此身，必资谷气，谷气入胃，洒陈于六腑而气至，和调于五脏而血生，而人资之以为生者也。故曰后天之本在脾。"《脾胃论·脾胃虚实传变论》提到："元气之充足，皆由脾胃之气无所伤，而后能滋养元气。"提出先后天互济为用，张景岳进一步发展了这一理论："精血之司在命门，水谷之司在脾胃，故命门得先天之气，脾胃得后天之气也。是以水谷之海，本赖先天为之主，而精血之海，又必赖后天为之资。"（《景岳全书·杂证谟》）李东垣还认为："内伤脾胃，百病由生。"叶天士在《临证指南医案·不食》中说："有胃气则生，无胃气则死，此百病之大纲也。"先贤之论，为脾胃学说从理论到临床实践奠定了坚实的基础。

【现代研究】

一、脾主运化的现代生物学机制

消化分为机械性消化与化学性消化。通过消化道平滑肌节律性收缩（如胃蠕动、小肠分节运动）实现食糜研磨、混合及推进即属机械性消化；而化学性消化则需依赖消化酶（如胃蛋白酶、胰脂肪酶）将大分子营养物质分解为可吸收单体（氨基酸、单糖、脂肪酸）。吸收过程：营养物质经肠上皮细胞主动转运或被动扩散进入门静脉/淋巴系统。这一过程则可被视为"脾主运化""仓廪之本"现代解读。

四君子汤是健脾和胃的代表方剂。四君子汤具有多靶点效应：调节 Cajal 间质细胞 ICC 起搏电流，改善胃肠节律（慢波频率恢复）；抑制 SS 过度分泌，使消化酶活性提升至正常水平；通过上调紧密连接蛋白（ZO-1、Occludin）表达，使黏膜完整性恢复[1]。

二、脾虚证与肠道菌群功能紊乱

现代研究从肠道微生态角度揭示了脾气虚证与肠道菌群紊乱的密切关联，健脾益气中药可通过多靶点调节机制改善这一病理状态。其核心作用路径表现为：中药活性成分（如多糖）通过促进益生菌（乳酸杆菌、双歧杆菌）增殖并抑制致病菌（大肠杆菌、肠球菌）定植，重塑肠道菌群平衡；共生菌群分泌的降解酶将多糖转化为短链脂肪酸（SCFAs），该代谢物不仅通过供能、调节渗透压维持肠黏膜屏障完整性，更能激活 G 蛋白偶联受体信号通路，抑制组蛋白去乙酰化酶活性，进而下调 IL-6、TNF-α 等炎症因子表达。四君子汤的典型研究证实了这一机制：在利福平-大黄诱导的脾虚模型中，观察到该方能提升乳酸杆菌丰度、降低大肠杆菌数量，同步上调肠黏膜 sIgA 分泌 [2]；在溃疡性结肠炎模型中发现，四君子汤通过协调双歧杆菌 / 肠杆菌比例，显著缓解结肠黏膜充血水肿病理改变 [3]。这种"菌群–代谢–免疫"轴的系统调控，正是健脾补气法修复肠黏膜屏障、改善脾虚证候的关键生物学基础。

三、气机升降与免疫相关

现代医学揭示，肺作为全身炎症反应综合征（SIRS）的首要靶器官，其丰富的毛细血管网络易蓄积炎症介质，活化的巨噬细胞触发级联反应，导致肺泡损伤及呼吸功能障碍（如 ALI/ARDS）；肺为"华盖之脏"，主司气机宣降，外邪侵袭首犯肺卫致使肺气壅遏，正如叶天士"温邪上受，首先犯肺"之论，其气机逆乱通过"肺与大肠相表里"、肺胃共主降气等机制波及中焦，形成痰热瘀毒壅滞三焦的病理链条。与此同时，脾胃作为气机升降之枢纽，其"脾升胃降"功能失调不仅直接导致痰湿瘀毒内生，更与现代医学证实的免疫调控失衡密切相关。脾虚状态下 Th_1/Th_2 细胞因子比例失调、NK 细胞活性抑制，恰似中医脾失健运致正气内虚的病机实质。临床通过通腑泄浊（如大黄）双向调节：既借肺肠同治清除肠道毒素以遏制炎症级联，又通过恢复中焦升降调节免疫稳态。

进一步研究显示，在脾虚小鼠模型中，脾脏抗原呈递细胞功能减退直接导致 Th_1 细胞数量减少及 IFN-γ 分泌水平下降[4]，而 IL-6 等促炎因子异常升高则打破 Th_1/Th_2 平衡，驱动 Th_2 细胞过度增殖[5]，与此同时，脾脏结构或功能的缺损显著降低 NK 细胞数量及其细胞毒性（表现为肿瘤清除和抗病毒能力下降）[6]，这种由脾虚引发的免疫失衡可通过黄芪、党参等健脾中药干预得到改善，其作用机制涉及恢复脾脏细胞因子网络稳态及促进 NK 细胞活性重建[7]。研究提示，脾脏既是 Th_1/Th_2 免疫平衡的调控中枢，也是 NK 细胞功能维持的微环境基础。

脾本质的研究证明，脾运化水谷的功能，也就是营养物质的来源，与消化酶的分泌水平有关系。另一方面，湿的产生与肠道菌群的失调有关，在临床上表现为湿、浊、痰，这也是脾主运化水湿的物质基础。此外，脑-肠轴理论也为诠释"胃不和则卧不安"提供了现代科学依据。

【中西会通临证思路】

"脾本质"的现代研究为诠释中医病机提供了可靠的物质基础,为理解"脾为后天之本"开启了新的认识视角。临床上治脾方法繁多,诸如健脾、运脾、醒脾等等,若以四君子汤为健脾之剂,则五味异功散和六君子汤、香砂六君子汤则属运脾之剂,若误以芳香化湿之味如苍术、藿香、佩兰等便是醒脾之方了。

另外,脾胃相连,共居中焦,调脾须得脾胃同调。脾主化,胃主纳;脾喜燥恶湿,胃喜润恶燥;脾主升清,胃主降浊。故脾胃同调,即所谓调和纳与化、燥与湿、升与降。如此才能出入不废、升降不息。

参考文献

[1] 张羽,黄美祯,潘春曲,等.四君子汤有效化学成分以及防治消化系统疾病机制研究进展 [J].海南医学院学报,2023,29(07):554-560.

[2] 杨利桃,李悦山,周毅,等.加味四君子汤对脾虚泄泻大鼠肠道菌群及 sIgA 的影响 [J].上海中医药杂志,2011,45(12):85-87.

[3] 邹孟龙,宁芯,陈雅璐,等.四君子汤介导肠道黏膜屏障防治溃疡性结肠炎的研究进展 [J].中医药导报,2020,26(10):

134–137.

[4] WANG X, DING J, CHEN K, et al.Probing Selenium-Deficient Chicken Spleen Th_1/Th_{17} Differentiation Based on Selenoprotein W Targeting of PKM2/HIF1 α [J].J Agric Food Chem, 2024, 72（44）: 24808–24822.

[5]YANG S, YU J, DONG X, et al.CCR2 signaling regulates anti-chlamydia T cell immune responses in the airway[J].PLoS Pathog, 2025, 21（2）: e1012912.

[6]HASAN MF, CROOM-PEREZ TJ, OYER JL, et al.TIGIT Expression on Activated NK Cells Correlates with Greater Anti-Tumor Activity but Promotes Functional Decline upon Lung Cancer Exposure: Implications for Adoptive Cell Therapy and TIGIT-Targeted Therapies[J]. Cancers（Basel）, 2023, 15（10）: 2712.

[7]MONTOYA B, KNUDSON CJ, MELO-SILVA CR, et al.Resistance To Poxvirus Lethality Does Not Require the Necroptosis Proteins RIPK3 or MLKL[J].J Virol, 2023, 97（2）: e0194522.

（丁照然初稿，张杰修订）

第四十九录

青蒿一握，以水二升渍，绞取汁，尽服之。

【原文释义】

"青蒿一握，以水二升渍，绞取汁尽服之。"出自晋·葛洪《肘后备急方·治寒热诸疟方第十六》。是古代记录青蒿原材炮制入药的重要文献。"水渍""渍绞汁服"，是医家对青蒿的炮制用药关键，通过"渍"（冷水浸泡）避免高温煎煮破坏青蒿素类热敏性成分，启发了屠呦呦团队现代低温萃取法的思维。"绞"（压榨取汁）避免了传统煎煮法的低效局限，最大限度释放脂溶性活性物质，确保有效浓度。

【中说西证】

青蒿素的发现。

【中医内涵】

一、青蒿的基源

先秦《五十二病方》首载"青蒿"入药，汉代《神农本草经》将其正名为"草蒿",至明代,"青蒿"始成通用名称。现代药学考证证实 [1],古籍中"青蒿"实为菊科植物黄花蒿(*Artemisia annua* L.),其地方别名"秋蒿""苦草"等均指向该物种 [2]。1977 年版《中国药典》正式规定黄花蒿为青蒿唯一法定来源。屠呦呦团队从中成功分离出青蒿素,并通过古籍验方(如"绞汁冷服")与现代化学提取法(乙醚低温萃取)的关联研究,确证仅 *Artemisia annua* 具有传统青蒿抗疟活性 [3],由此破解了"名(青蒿)实(黄花蒿)分离"的历史混淆问题,为中药基源标准化与活性成分研究提供了典范。

二、青蒿治疟的历史沿革

本草文献中青蒿治疟一说罕有记载,然而,方书中却有不少青蒿治疟的记载 [4]。如:东晋·葛洪《肘后备急方》最早记载了青蒿治寒热诸疟疾之单方。《圣济总录》有治疗脾疟之"青蒿汤";青蒿、常山共用治劳疟经年不瘥、寒热痿瘦之"祛劳汤";治瘅疟但热不寒,烦渴不止之"常山饮"等。周去非《岭外代答》"昔静江府桂林市的古称唐侍御家,仙者授以青蒿散,至今南方瘴疾服之,有奇验"。洪辑录《岭南卫生方》中搜罗治疟方有治"热瘴"(相当于恶性疟)先用针放血,后"乃以青蒿水与服,应手而愈"。《仁存方》载"止疟方",以青蒿配桂心作散剂服用。朱丹溪之"截疟青蒿丸"。至明·兰茂《滇南本草》

始载青蒿"亦治疟疾"。

三、青蒿的功效

青蒿性味苦寒，无毒，归肝、胆经，其药效核心可概括为"清热透邪，解毒扶正"。历代本草及医家对其功效的认知可归纳为以下四方面：

1. 清虚热，除骨蒸：自《神农本草经》始，青蒿即被明确用于退骨节留热、虚劳发热，尤以《本草征要》称其为"补阴退热妙剂"。

2. 解毒治疟，凉血生肌：葛洪首载其截疟之功，明清医籍系统化用于疟疾寒热，兼具凉血止血（《履巉岩本草》）、敛疮生肌（《新修本草》）之效，外敷内服兼顾皮科、耳鼻急症。

3. 解暑化湿：温病学派发掘其芳香透络特性，以蒿芩清胆汤为代表方，成为暑湿、湿热病证要药，徐大椿誉其为"暑热专药"，叶天士更以青蒿替代柴胡，规避劫阴之弊而强化透邪之功。

4. 多科广用：妇科（《傅青主女科》清经散调经热）、儿科（《本草纲目》治惊风）、五官科（《太平圣惠方》治眼疾）皆有其验，且因其性寒不伤胃、芳香醒脾，尤宜血虚有热体质（《神农本草经疏》）。

综上，青蒿药效以"透虚热、解暑疟、凉血毒"为主，其"先入阴分透热外达，后出阳分疏邪不耗正"的特性，使其成为衔接伤寒与温病理论的关键药物。历代医家通过配伍创新（如鳖甲、黄芩），将传统清热功效拓展至湿热、血证、疟疾等复杂病机，奠定其"清透兼顾，邪正同调"的临床地位。

【现代研究】

疟疾是由疟原虫经蚊媒传播的致命传染病，曾在中国大规模流行（20世纪40年代年发病约3000万例）。为应对这一重大公共卫生危机，屠呦呦团队在国家"523任务"支持下，通过系统筛选640种中药并受《肘后备急方》低温提取法启发，于1971年成功以乙醚萃取获得高效抗疟成分青蒿素（鼠疟抑制率100%），其作用机制经2019年研究证实为"血红素激活的多靶点烷基化效应"，可同时破坏疟原虫百余种蛋白功能，这一突破性发现不仅破解了抗药性难题，更揭示了传统药物现代化研究的科学路径[5]。发表在《柳叶刀》杂志的AQUAMAT试验证实，静脉注射青蒿素的衍生物青蒿琥酯治疗非洲儿童重症恶性疟疾的死亡率（8.5%）较奎宁（10.9%）显著降低22.5%（P=0.002 2），且并发症更少、安全性更优，支持其作为全球严重疟疾一线治疗方案[6]。世界卫生组织将ACTs列为非洲疟疾防治的核心手段，迄今已拯救全球数百万生命，尤其使儿童与孕妇死亡率显著下降。国际学界高度评价该成果为"20世纪热带医学里程碑"(《科学》)、"传统医学现代化典范"(《自然》),诺贝尔奖委员会更强调其实现了"人类抗疟史的转折点",彰显了中医药学对全球健康治理的卓越贡献。

【中西会通临证思路】

青蒿素的发现,开创了研究中药(天然药物)有效成分及活性部位的先河,先后从"青黛丸"中拆方获得有效抗癌成分"靛玉红"、从砒霜中分离出"三氧化二砷"等等,成为"中药西证"的经典范例,令人振奋。同时,也给我们一种明确启示:中医治病,在辨证论治的同时,须正视辨病论治的重要性。青蒿素、靛玉红、三氧化二砷都是针对"病"的,将"辨证用方"与"辨病用药"结合起来,才能真正实现对疾病的标本兼治,而治"病"之药则需要我们以传统本草学为基础,以现代技术为手段,不断去挖掘、验证。

参考文献

[1] 上海常用中草药编写组 . 上海常用中草药 [M]. 上海:上海市出版革命组,1970:102.

[2] 徐刚,郁爱萍,陆春胜,等 . 崇明"苦草"基源探究 [J]. 亚太传统医药,2021,17(01):34-36.

[3] 屠呦呦 . 中药青蒿的正品研究 [J]. 中药通报，1987（04）：4-7.

[4] 洪佳晨，王礼璘，程伟 . 青蒿的药用沿革及其解热作用再认识 [J/OL]. 辽宁中医药大学学报，1-9[2025-03-04].

[5] 尤方明 . 抗击疟疾 70 年终告全胜：中国带给世界的，不只有青蒿素 [N].21 世纪经济报道，2021-09-16（006）.

[6]DONDROP AM，FANELLOCL，HENDNKSEN ICE，et al.Artesunate versus quinine in the treatment of severe falciparum malaria in African children（AQUAMAT）: an open-label，randomised trial[J].The Lancet，2010,376（9573），1647-1657.